Dr. med. M. Bircher-Benner
IL FUTURO MEDICO

In veste di medico e scienziato impegnato a livello etico e naturalista, Maximilian Bircher-Benner è sempre andato alla ricerca della verità in modo impavido. Già agli inizi del XX secolo ha riconosciuto quello che oggi è diventato evidente: le statistiche dell'OMS mostrano come in tutti i paesi in cui si pratica la nostra medicina moderna, tutte le malattie frequenti non vengano né prevenute, né curate. Nonostante gli ingenti costi del »sistema sanitario«, sempre più persone, e sempre più precocemente nella vita, soffrono di adiposità, diabete, ipertensione, arteriosclerosi accompagnata da infarto cardiaco o ictus, disturbi gastrointestinali cronici, allergie, asma bronchiale, malattie epatiche e biliari, malattie cutanee, artrosi e artriti ecc. fino ad arrivare al cancro. Questo dimostra come debba esistere una »incomprensione« tra il nostro attuale paradigma medico-scientifico e la biologia dell'uomo. L'uomo non sa perché si ammala. Nella maggior parte dei casi le cause non vengono affrontate.

Dr. med. M. Bircher-Benner

Il futuro Medico

EDITION BIRCHER-BENNER
CH-8784 Braunwald

La serie di manuali di Bircher-Benner:

1. Manuale per malati di sclerosi multipla e contro le malattie nervose degenerative
2. Manuale per persone affette da epatopatie e malattie biliari
3. Manuale per la famiglia e il bambino
4. Manuale per un'alimentazione a base di succhi freschi e vegetali crudi
5. Manuale per rafforzare le difese immunitarie e contrastare la predisposizione alle infezioni
6. Manuale per scalatori e per l'attività sportiva
7. Manuale per diabetici
8. Manuale sulla prevenzione e sulla terapia di supporto per le malattie polmonari
9. Il piacere di mangiare senza sale
10. Manuale per malati di artrite e reumatismi
11. Manuale per uomini con disturbi della prostata
12. Manuale per persone affette da malattie renali e della vescica
13. Manuale sui disturbi venosi
14. Manuale per persone affette da malattie gastrointestinali
15. Manuale sull'alimentazione durante la gravidanza e l'allattamento
16. Manuale sui disturbi femminili e il climaterio
17. Manuale per la prevenzione e le terapie coadiuvanti del cancro
18. Manuale sul mal di testa e l'emicrania
19. Manuale per cardiopatici
20. Manuale per il superamento dell'ansia e della depressione
21. Manuale per persone affette da malattie e sensibilità cutanee
22. Manuale per malati di stress
23. Manuale per malati di allergia
24. Manuale per la prevenzione della demenza e del morbo di Alzheimer
25. Manuale per il trattamento interno delle malattie oculari
26. Manuale per la guarigione dai problemi di peso, sovrappeso e anoressia

Sono stati pubblicati anche: Leggi ed equilibri della vita

La vita e i suoi capolavori
Archivio segreto della scienza dell'alimentazione

Edizione 2015

www.bircher-benner.com; info@bircher-benner.com
Grafica: Kösel Media GmbH
Realizzazione: Kösel, Altusried
Stampa: CreateSpace

ISBN 978-3-906089-06-5

INDICE

PREFAZIONE ALLA NUOVA EDIZIONE 2015

Quando Maximilian Bircher-Benner ha scritto quest'opera significativa aveva alle spalle quattro decenni di pratica medica, durante i quali aveva assistito e interiorizzato la malattia e la biografia di decine di migliaia di pazienti e li aveva guidati e accompagnati lungo la strada verso la guarigione. Ha sempre cercato la verità, con acume scientifico e una capacità eccezionale di pensare senza lasciarsi condizionare dalle opinioni prestabilite. Aveva un dono raro, quello di comprendere i suoi pazienti sia attraverso l'intuito e l'empatia sia grazie a una geniale perspicacia intellettuale. Questo gli ha permesso di diventare un grande medico e un pioniere nella medicina naturale scientifica. Per la nostra medicina moderna i sintomi della malattia sono nemici da combattere. Le diagnosi mediche non sono altro che una mera descrizione dei sintomi. E da lì la strada porta solitamente in modo diretto alla scelta dei medicinali da prescrivere, se non alla chirurgia. Proprio come accadde 70 anni fa, quando Bircher-Benner scrisse questo libro, anche oggi i pazienti che si sottopongono alle nostre cure non sanno il motivo per cui si sono ammalati, perché spesso non vi è stata una ricerca comune delle cause. Già da giovane, Maximilian Bircher-Benner aveva capito che i sintomi non sono la malattia, bensì l'espressione di un immenso sforzo fatto dall'energia vitale che viene utilizzata per eliminare il problema nel sistema biologico della persona malata. Quindi l'attenzione del medico si concentra sulla salute dell'uomo, sulla sua energia vitale e la cura medica è finalizzata a sostenere la forza di guarigione. Da molti anni le statistiche mondiali dell'OMS rivelano un costante aumento di tutte le patologie croniche in tutti i paesi dove si pratica la medicina moderna. Le patologie croniche nascono laddove il sistema biologico non trova la via del ritorno da una condizione di disordine che si è venuta a creare. La soppressione dei sintomi agisce quindi contro lo sforzo di guarigione del sistema biologico e quindi contro la forza vitale. Il costante aumento delle patologie croniche dimostra in modo impressionante che esiste una "incomprensione" tra il nostro attuale paradigma medico e la biologia umana. Pur riconoscendo la genialità della tecnica medica e della farmacologia, la nostra medicina moderna non è stata in grado di prevenire e di curare le malattie più frequenti. Oltre 70 anni fa Maximilian Bircher-Benner lo aveva già riconosciuto e aveva auspicato un "nuovo medico", una scuola di medicina nuova, un paradigma scientifico nuovo, un cambio di mentalità per i quali solo oggi i tempi sono maturi. Questa eredità, proprio come il giuramento di Ippocrate, è ora nelle mani di ogni futuro medico. Si tratta di un'opera affascinante per tutti coloro che pensano e non smettono di cercare e che non riescono a tenere il passo di tutti gli sviluppi fatti dalla nostra medicina moderna. Un libro vivo che ci affascina.

Braunwald, 2 aprile 2015

Dr. med. Andres Bircher

PREFAZIONE ALLA NUOVA EDIZIONE 1989

Bircher-Benner scrisse questo libro all'avvicinarsi della fine della sua vita. Doveva essere un testamento per le generazioni future perché era preoccupato del futuro del pensiero medico. Voleva che si sapesse cosa era importante per lui nell'essere medico e che cosa aveva affannosamente cercato durante la sua lunga vita da medico.

Da allora molte delle sue aspirazioni sono state riconosciute e si sono diffuse. Ma se questo valga anche per gli aspetti più profondi e sostanziali, esposti con parole commoventi in questo libro, è un'altra questione. Al lettore il compito di rispondere a questa domanda.

Le domande contenute in questo libro non sono poche.

Bircher-Benner vorrebbe un medico che abbia sempre davanti agli occhi il vero obiettivo della creazione dell'uomo, un medico che cerchi di donare alle persone che si affidano a lui la salute, la completezza, l'armonia e la loro originalità e che allontani lo sguardo da ogni fissazione sul malato, da ogni aspetto incompleto, disarmonico, improprio, che lo conduce facilmente verso una deformazione professionale nella quale il suo pensiero e le sue azioni sono orientate solo sulla malattia.

Vorrebbe un medico il cui pensiero e le cui azioni siano costantemente un riflesso del «medico interiore», della somma potenziale della forza di guarigione e dei processi di guarigione autonomi già insiti nel paziente e che aiutino questo «medico interiore» e lo prendano per mano ogni volta che è possibile, senza però dimenticare di consultare anche le conquiste della moderna medicina naturale scientifica.

Vorrebbe un medico che conosca bene le forze curative dell'alimentazione e l'equilibrio vitale specifico dell'uomo, in modo da conoscerne la forza e, laddove possibile, utilizzarla come base della sua terapia, anche qualora siano disponibili i più moderni ausili artificiali della medicina.

E vorrebbe soprattutto un medico consapevole del proprio ruolo di educatore, un ruolo che gli viene imposto dal peggioramento del potenziale generale di salute che deriva dall'ignoranza – nell'uomo contemporaneo – degli equilibri vitali.

Nel periodo in cui questo libro è stato scritto, evidenziare questa situazione richiedeva molto coraggio. Si negava, infatti, che vi fosse un generale declino della salute. Oggi le cose sono cambiate. Ci troviamo di fronte a una crescita sconvolgente delle malattie degenerative, e in particolare di quelle cardiocircolatorie, che sono diventate solo più evidenti ora grazie al successo nella lotta alle principali malattie infettive. Si tratta di una crescita che non si può più spiegare con l'invecchiamento statistico della popolazione e che inoltre colpisce persone sempre più giovani e anche adolescenti.

Tutto questo non fa altro che confermare, oggi, quello che Bircher-Benner ha scritto qui 50 anni fa. Non servono ulteriori motivazioni a favore di una figura medica che non si limiti solo a guarire le persone ma insegni loro anche a vivere. Se si vuole insegnare a vivere alle persone, non ci si può basare sulla patologia e limitarsi ad essa. Non si può creare salute partendo dalla malattia. Occorre un'istruzione alla salute che è ancora nelle sue fasi iniziali. E questo libro è un appello in quella direzione.

Nel frattempo qualcosa è cambiato. La nuova generazione è diventata più attenta. È più aperta verso le richieste di uno stile di vita naturale. Anche molti giovani medici si dedicano a un nuovo pensiero totalizzante in medicina.

Il mantenimento della salute e la prevenzione delle malattie, l'agricoltura biologica e la fitoterapia riscuotono un grande interesse nella popolazione. Nonostante la tecnicizzazione, la meccanizzazione e la specializzazione in aree parziali, parallelamente al progresso scientifico, abbiano accolto gran parte di queste tendenze, al contempo si deve però riconosce davvero – come compensazione? – a medici e pazienti una nuova coscienza sanitaria.

Ci pare che in questa fase di cambiamento l'atteggiamento medico definito da Bircher-Benner e le sue linee guida siano estremamente attuali.

Gennaio 1989

Dr. Ralph Bircher
Dr. med. Dagmar Liechti-v. Brasch

PREFAZIONE

Parlo di una strada e di cose vissute.

Al medico, come è stato finora formato, contrappongo il «nuovo» medico, che si è fatto da solo, che, seguendo una spinta interiore, aumenta le proprie conoscenze e capacità, esperienze e conclusioni in una lotta incessante e instancabile con la malattia, la morte e il demonio; che con forza di volontà e rinunce ha imparato sul proprio corpo e sulla propria anima come agire sul cuore del malato in modo che questo superi le sue abitudini, in breve, l'uomo in sé, sconfiggendo così le cause della sua malattia.

Una guida verso la salute; un protettore della vita; un amico e un benefattore di chi soffre. Ecco come dovrebbe essere il nuovo medico.

«Abbiamo sovrabbondanza di uomini di medicina, ma carenza di medici», ha dichiarato Erwin Liek. Gli uomini di medicina non mi capiranno. Ciononostante, l'emergenza attuale mi obbliga a non tacere. Chi è lungimirante e pensa al futuro sarà d'accordo con me e mi aiuterà.

Poco tempo fa mi sono ritrovato nelle parole di Friedrich Nietzsche. Dicevano:

> «Il futuro del medico: – Non esiste oggi professione che consenta una così alta crescita come quella del medico; soprattutto da quando i medici spirituali, i cosiddetti curatori d'anime, non possono più praticare, tra la pubblica approvazione, le loro arti d'esorcismo e ogni persona colta ne prende le distanze. Oggi la più alta formazione intellettuale di un medico non è raggiunta quando questi conosce

i metodi migliori e più moderni, li sa applicare e sa trarre quelle rapide conclusioni dagli effetti alle cause per le quali vanno famosi i diagnostici: oltre a tutto questo, deve possedere un'arte del dire che si adatti ad ogni individuo e gli strappi il cuore dal petto, una virilità la cui sola vista fughi la pusillanimità (tarlo di tutti i malati), una duttilità da diplomatico per trattare con quelli che per guarire han bisogno di gioia e con quelli che per motivi di salute debbono (e possono) recar gioia, la finezza di un agente di polizia e di un avvocato nel capire i segreti di un'anima senza tradirli – insomma, a un buon medico oggi sono necessari tutti gli artifici e le prerogative professionali di tutte le altre professioni: così equipaggiato, è allora in grado di diventare un benefattore per l'intera società, accrescendo le opere buone, la gioia e la fecondità dell'animo, prevenendo i cattivi pensieri, i cattivi propositi, le furfanterie (ripugnante sorgente dei quali è spesso il basso ventre), stabilendo un'aristocrazia del corpo e dello spirito (come propugnatore e ostacolatore di matrimoni), troncando benevolmente tutte le cosiddette pene dell'anima e tutti i rimorsi: solo così da uomo di medicina si trasformerà in salvatore, senza però aver bisogno di compiere miracoli: e non avrà bisogno di farsi crocifiggere.»
(Umano troppo umano I, 243)

Queste parole del grande vincitore e telespettatore sono la chiave del contenuto del mio scritto «Vom Werden des neuen Arztes».

Zurigo, agosto 1938

M. Bircher-Benner

1. INTRODUZIONE

Predisposizione – Esperienze dell'infanzia e della giovinezza quali impulsi per l'avvenire – Abitudine ad un lavoro incessante e molteplice – Scelta della professione

La mia vita medica, aggiunta alle conoscenze, all'osservazione e all'esperienza di 45 anni di pratica e di ricerca, mi ha insegnato che nell'avvenire il medico sarà posto davanti a compiti di grave importanza per l'umanità. I medici della scuola attuale non sono equipaggiati per tale compito. Vi è bisogno di un cambiamento della scuola, di *nuovi* medici.

La civiltà ha portato con sé non soltanto molti vantaggi ma pure diversi inconvenienti: si dice che la durata della vita è stata prolungata; tuttavia si registra un continuo aumento della cagionevolezza ed un progressivo deterioramento della costituzione fisica, ciò che fa nascere delle gravi preoccupazioni. Un noto biologo vi scorge una «senescenza fatale» della civiltà umana e una distruzione inarrestabile dell'umanità. Così non resta altro da fare che incrociare le braccia e dar tempo al tempo.

In realtà i fatti stanno altrimenti: delle ragioni precise e tangibili contro le quali è possibile lottare con successo, minano la salute fisica e spirituale dei popoli. Sta a noi lottare contro queste minacce. Facile da dirsi, ma meno facile da attuare. Sembra che regni una fatalità: sembra che non si osi guardare in faccia a tali ragioni, come se guardando questi fatti la nostra facoltà di agire si paralizzasse, come se per questo la lotta non avesse luogo.

Quando mi resi conto, lentamente, di questo dato di fatto, dei miti leggendari dell'antichità apparvero alla mia mente.

Vidi il gruppo di Laocoonte, un padre e due figli stretti dalla morsa di serpi gigantesche lottare all'ultimo sangue contro lo strangolamento: l'umanità delle generazioni future stretta dalla morsa di potenze distruttrici! Vi era tuttavia una differenza: l'umanità di oggi non vede il serpente che la strangola, non si difende. Cieca, quasi ipnotizzata, essa va percorrendo tutte quelle false vie che la porteranno nel mondo del dolore, della sofferenza, della distruzione strisciante del corpo e dell'anima, che la porteranno pertanto all'inferno terrestre. Vi era sì una scienza chiamata a scoprire ed a combattere le origini della sofferenza: la mia scienza, la medicina. Essa ha fatto grandi cose, scoprendo delle origini secondarie, descrivendo e denominando tutte le forme dei mali. Io stesso devo a questa scienza gran parte delle mie conoscenze. Ciò che tuttavia mi ha sempre sorpreso è stato il comportamento di fronte alle cause primarie. Le cercava laddove non c'erano, oppure le ignorava quando le incontrava. Perché, mi chiedevo, questa rinuncia alla lotta?

Quando per anni e anni non soltanto studiai ma pure lottai contro queste cause primarie, imparai lentamente a capire le ragioni di tale atteggiamento. I miei sforzi mi fecero spesso incontrare delle orribili resistenze che potevano facilmente paralizzare tutta la mia forza di azione. Una miriade di pregiudizi, di prevenzioni, di abitudini possenti, di idee, di malintesi, di derisioni, di inimicizia e di odio si scaraventò su di me. Le forze demoniache si scatenarono sulla mia persona. Persino i miei colleghi si rivoltarono contro di me. Allora apparve alla mia mente un altro personaggio leggendario: la Medusa Gorgone, dal cui capo spuntarono serpenti invece di capelli. Il suo sguardo era, secondo la leggenda, così orrendo che pietrificava chi la guardasse.

La leggenda racconta inoltre che il re Polidette incaricò il giovane Perseo di procurargli la testa della Gorgone. Armato dalle ninfe e dagli dei con armi meravigliose, Perseo riuscì nel suo intento. Ci voleva dunque un armamento speciale per non pietrificarsi davanti alla Medusa. Pure Dante ci parla della Gorgone. Quando durante il suo viaggio attraverso l'Inferno si avvicinò alla fortezza di Dite, Virgilio gli sconsigliò di volgere lo sguardo alla Gorgone, che stava sull'entrata. Allora il cielo inviò un angelo che rese Dante tanto forte da poter guardare la Medusa senza mutarsi in pietra.

Allora capii l'indurimento della medicina. Si trattava qui di un compito di Perseo. Soltanto le forze celesti possono rendere l'uomo insito nel medico tanto forte da non capitolare davanti a tali forze demoniache.

In parole povere ciò significa che ci vuole un allargamento di vedute, una innovazione della medicina, ci vogliono «nuovi medici» affinché si compia la grande azione raccolta con dispetto, ma dalla quale dipende la salvezza dell'umanità.

Mi si rimprovererà il mio pessimismo. Ingiustamente, poiché vedo la via della salvezza e l'ho indicata a migliaia di persone. Vedo la possibilità di salvezza allo stesso istante in cui il mio sguardo si volge all'Inferno dantesco, alla famiglia di Laocoonte e alla Medusa. Più tardi parlerò di fatti che confermeranno che ciò che vale per la civiltà umana vale anche per la medicina. Se dovessero leggere il libro del Dott. Alexis *Carrel* «L'uomo, quell'essere sconosciuto», vi scopriranno una ricca conferma del male causato dalla civilizzazione. Scopriranno le stesse cose riguardo la situazione della medicina leggendo ad esempio gli scritti del Dott. Erwin *Liek*, il defunto medico di Danzica, «Il medico e la sua missione», e l'opera del direttore della clinica di Riga, il Prof. Dott. Martin *Sihle* «Sulla visione del mondo del medico e il significato della malattia».

Vorrei far precedere i miei commenti sul divenire del medico dalle parole del grande medico greco Ippocrate. Egli disse: «Colui il quale vuol far sue le conoscenze mediche deve anzitutto rendersi partecipe dei seguenti fatti: il talento naturale, l'insegnamento, e questo sin dalla giovinezza; il desiderio di lavorare e il tempo sufficiente».

«Più importante di tutto è il talento naturale. Dove questo manca, tutto diventa inutile. Laddove però trova la giusta direzione, diventerà maestro della scienza. Ci vuole inoltre la volontà di lavorare a lunga scadenza. Poiché l'inesperienza è un cattivo tesoro per coloro che la posseggono e la nutrice della viltà e dell'insolenza Vile è però il debole, insolente l'incapace».

La medicina è la scienza più nobile.

Come un albero da frutta la medicina conosce la germo-gliazione, la crescita, la vita, la maturità e la fruttuosità. Per la medicina vale anche la parola «Ai loro frutti li riconoscerete». I germogli sono il dono del Creatore all'essere umano. Come tutti i doni simili essi sono parte del destino ereditario e si sviluppano dall'animo degli individui con forze differenti: laddove son forti si manifestano già nell'infanzia con uno speciale interesse per i fenomeni del corpo e della vita, con un'attenzione per la sofferenza delle creature e con il bisogno di aiutarle.

Lo sviluppo della medicina è però il risultato di una lotta di tutti coloro i quali sono portati alla cognizione, al sapere e all'arte medica sin dai tempi più remoti; è il risultato di continui sforzi della mente umana, volti a capire la vita, la salute, le cause e il significato della malattia e della sofferenza, il senso della morte, e infine a scoprire ciò che può guarire il malato, riscattare il sofferente e salvaguardare dalle malattie l'uomo, mantenendolo in buona salute. Così la medicina nasce e si sviluppa in una collaborazione di tutte le scienze della natura fisica e spirituale in una miriade di esperienze. Questa evoluzione sul piano di tutta l'umanità si ripete nel piccolo, in ogni giovane Esculapio, in ogni singolo medico.

L'inoltrarsi in questo vasto ed enigmatico campo della medicina pone sempre maggiori esigenze all'opera medica; esigenze caratterizzate dal talento individuale. Ecco perché vi sono diversi medici secondo il loro talento ed il loro amore per il lavoro.

Quali ostacoli insuperabili si erigono le difficoltà delle scuole mediche nell'insegnare l'unità dell'arte e della scienza, che noi chiamiamo medicina. Molte conoscenze e capacità possono essere insegnate e imparate anche con alcune lacune. Una ulteriore ricerca potrà colmarne alcune, altre però rimarranno. Tuttavia molte cose permangono inspiegabili oppure sono di carattere a non poter essere insegnate. Nelle scuole ci si avvale di direzioni condizionate dall'attualità e dall'incompletezza umana. Quelle cosiddette «strade brevi» che secondo *Nietzsche* attirano l'uomo, lo tentano anche nell'ambito della medicina e soprattutto nella terapia cosicché «la strada» va perduta.

Già ai tempi di Ippocrate vi erano due scuole opposte: Knidos e Kos; a quest'ultima apparteneva Ippocrate. La scuola di Knidos trattava i sintomi con innumerevoli mezzucci, quella di Kos invece insegnava al medico come studiare le possibilità di guarigione nella natura, servirle e livellare gli ostacoli.

La scuola del XIX secolo era sotto l'egida delle scienze esatte che la condussero ad importanti progressi in alcuni settori; altri però ne furono svantaggiati. Vi sono tuttavia dei problemi di vita e di malattia che non possono venir spiegati dalle scienze esatte. Per questo vi è oggi una crisi medica. Si nota uno sforzo per liberarsi della morsa materialistica delle scienze esatte per ritrovare la strada smarrita. Tra i testimoni di questo sforzo ne citerò uno che mi colpì già 30 anni orsono quale medico coscienzioso, poiché disse: «Lo spirito terapeutico dei nostri tempi è dettato dalla paura». Questa frase era talmente esatta che mai più ne dimenticai l'autore, il Dott. *Buttersack*, generalista. Nel suo più recente scritto dice le seguenti parole molto significative:

«Con ovvio timore i veri scienziati ‹du dernier cri› ignorano stato di salute dei loro pazienti, ignorano una dichiara zione penosa e soggettiva che non si può né misurare né sfu mare. Per il medico esatto le dichiarazioni soggettive del ma lato sono naturalmente indesiderate. Di C. *Gerhardt* dicem mo a degli studenti frivoli: egli starebbe meglio se il paziente fosse morto; così non lo disturberebbe con inutili osserva zioni. Per il malato è tuttavia molto importante poter dire come si sente. Tutti i grandi medici hanno preso in seria con siderazione lo stato d'animo dei loro pazienti raggiungendo così degli ottimi successi. Poiché il gioco delle funzioni non dipende tanto dallo stato anatomico del fegato o dei reni ma piuttosto dagli innumerevoli impulsi dispersivi che si svilup pano nell'uomo, cioè provenienti dall'esterno. Indubbiamen te le variazioni dei tessuti sono importanti: rappresentano tuttavia una piccola componente fra molte».

«Un fattore completamente sconosciuto, e perciò tralasciato, del meccanismo spirituale è l'ansia. Persino i noti psicologhi scivolano oltre questo campo sorgivo del nostro cuore».

«Da *Morgagni (1682–1771)* a R. *Virchow (1821–1902)* il pensiero anatomico ha turbato la nostra visione delle realtà cliniche. Per questo scartiamo questo fattore intangibile quale ‹quantité négligeable›. Tuttavia sia benefico o malefico, piacevole o spiacevole, questo è sempre efficace».

Quant'è grande l'ansia di due amanti divisi! La gaia tensione li fa sorvolare tutti i mali, li fa superare ogni ostacolo. 11 momento della meta irradia tutto il sistema organico, gli dà una forza vigorosa! Chi non conosce l'ansia dei bambini prima del Natale; l'animazione di tutto l'uomo nella previ sione della vacanza; e quanti emigrati, trasportati dalla no stalgia della loro patria vi hanno fatto ritorno d'oltre oceano per poter morire sulla propria terra. La fine di Mosè non cessa di ripetersi quando Dio gli disse: «Muori sulla montagna davanti alla terra di Canaa!». Soltanto i più esatti non conoscono la nostalgia della giovinezza, come scrive Rùckert con parole giuste e commoventi: «A te, patria mia, lasciami sfuggire una sola volta in sogno». Qui sono nascoste per molti malati le ragioni della loro sofferenza; per il medico comprensivo ecco trovato il mezzo per lenirla».

Gli esatti, che a torto portano tale nome, visto che ignorano la vita interiore, non vogliono saper nulla di tutto ciò. Coloro che pensano individualmente iniziano timidamente a studiare i pensieri, le preoccupazioni e la paura da un punto di vista clinico ma sempre nel senso dei veleni e dei bacilli come si vede a tergo. La nostalgia non appare allora quale spinta dal dietro ma come trazione in avanti. Finché l'ansia mira ad una meta è una forza impersonale, la quale irrorando l'intero corpo influisce su tutte le più piccole parti».

Bulwer ha ragione: «Take away desire from the heart and you take the air from the earth» (ruba al cuore il desiderio e ruberai l'aria alla terra).

«Importante per il desiderio non è infatti tanto il raggiungimento della meta, quanto lo spiegamento di forze».

«Il medico è come il condottiero: le vie per le quali spera di raggiungere il proprio scopo non possono mai venir fissate esattamente in precedenza. Durante la sua marcia deve prendere delle decisioni secondo le situazioni in cui si trova, situazioni spesso imprevedibili. In molti casi specifici deve intuire ciò che si nasconde dietro una situazione oscura, deve soppesare i fatti, indovinare l'ignoto, prendere una decisione rapida e poi attuarla con forza ed esattezza. La teoria non basta; a questo punto le qualità della mente e del carattere prendono un aspetto libero, pratico e artistico, dirette naturalmente da un esempio profondo e guidate da un'esperienza polivalente».

L'ignoranza degli effetti benefici o malefici dell'ansia sugli organi e sull'organismo in generale, descritti molto bene da Buttersack, non è che un esempio fra molti che mette in evidenza la limitatezza dell'orizzonte della scienza esatta. Non soltanto non si tiene conto delle influenze psichiche che si sviluppano in minime dosi ripetendosi infinitamente durante il corso di una vita, convolgendo persino delle intere generazioni, causando un numero elevatissimo di malattie e di sofferenze. Il medico esatto tratta soltanto l'evidenza della malattia, mentre il divenire gli sfugge.

Ecco dove lo studente di medicina viene introdotto: nella attualità medica. Riceve tutte le doti valide dello studio e le ricorda continuamente con una gratitudine intramontabile. Con l'esame statale e la pratica ospedaliera raggiunge il livello medico medio; io lo chiamo «il livello del vecchio medico». Con la pratica arriva *l'esperienza* medica. Secondo le sue facoltà la medicina prende il suo avvio e si sviluppa con uno studio e una ricerca individuale dei problemi, con i tentativi di colmare le lacune e superare il materialismo. Questa lotta individuale e questa ricerca possono far nascere degli impulsi che portano ad una grave tensione di tutte le forze psichiche e del lavoro che ne consegue. Si raggiungono nuove basi scientifiche, si allarga l'orizzonte, si trovano nuove misure terapeutiche; in breve, avviene nel medico un processo di lievitazione e di chiarificazione, che continuerà tutta la vita. Questo procedimento lo chiamo «il divenire del nuovo medico». Si svolge con un'intensità variabile in ogni medico. Ma è soltanto valido laddove la disposizione e il bisogno di agire hanno il sopravvento sull'abituale valore di soglia.

Ho delle ragioni ben specifiche per parlare del divenire del nuovo medico. Oltre 40 anni orsono le mie osservazioni e le mie esperienze mediche mi spinsero ad approfondire e a modificare le mie conoscenze e le mie pratiche terapeutiche. Ben presto mi trovai involontariamente all'opposto della medicina scolastica. Malati di tutto il mondo vennero da me e potei così conoscere la differenza tra la terapia da loro seguita fino allora e la mia. Ripetevano costantemente la stessa domanda: Come è arrivata a questa terapia? Questa domanda mi obbligò a riflettere sul modo in cui ero divenuto medico. Infatti ho provato io stesso una parte del divenire del nuovo medico. Così debbo parlare delle mie esperienze, poiché mi pare di poter in questo modo spiegare con esattezza il divenire del nuovo medico.

La differenza di terapia che per prima colpisce il mio cliente è la grande rinuncia ai medicamenti e una ristrutturazione della vita quotidiana dal punto di vista della nutrizione e dell'ordine. «Come, la nutrizione è la nostra medicina?» La prima domanda è sempre la stessa. Altri dicono: «Finora mi era stato prescritto di rimanere a letto fino alle undici del mattino, lei però mi dice di alzarmi e di coricarmi presto. Perché questa differenza?»Tutti vengono con la paura della aria fresca e di ogni soffio d'aria. Qui giorno e notte l'aria è fresca. L'organo cutaneo è sottoposto all'influsso dell'aria e del sole, al cambiamento tra caldo e freddo; finora però veniva preservato da ogni soffio d'aria, da ogni raggio di sole, da ogni freddo. Perché questo? I pazienti sentono qui per la prima volta che non soltanto il medico cura il loro corpo ma anche loro stessi, che soprattutto loro stessi sono responsabili del successo. Per guarire ci vuole una collaborazione tra il paziente, il medico e Dio.

Tali insegnamenti e vie di guarigione non sono nuovi in medicina; il numero di medici che li realizza è però relativamente basso. I nostri malati hanno di solito subito delle lunghe cure infruttuose. Si attendevano la guarigione grazie alle medicine prescritte non grazie al loro proprio comportamento. Ancor più grande è allora la meraviglia quando la nuova terapia rende loro la salute.

Come arrivai su questa strada che avrebbe sviluppato il nuovo medico? Le mie riflessioni mi portarono con il tempo sempre più indietro nella mia giovinezza e persino nella mia tenera infanzia, quando ebbi delle esperienze che dovettero in seguito marcare il mio più tardo sviluppo. Parlerò dunque anzitutto di queste esperienze che furono decisive per la scelta della mia professione.

La mia prima e forse più importante esperienza infantile rimase fino ai miei 40 anni rinchiusa nel dimenticatoio del mio subcosciente. In un viaggio introspettivo cadde ad un tratto il velo dal mio subcosciente e vidi una larga ferita sanguinante di almeno quindici centimetri in tenere carni umane. La prima reazione a tale visione fu lo spavento, ma poi altri ricordi si affacciarono alla mia mente: mi trovo a due anni e mezzo di età in una camera dove mia madre è coricata con una forte febbre. Si alza, cade e lancia un urlo. Ora è distesa al suolo e sul suo corpo vedo quella ferita sanguinante. Subito riconosco la casa, l'appartamento e la stanza dove questo fatto si produsse. Chiesi poi a mia madre, che viveva ancora, la conferma di tale incidente. Ella mi disse che il medico aveva rimarginato la ferita. Mi raccontò poi:

«Quando fosti cresciuto abbastanza per poter usare delle forbici, ritagliavi molto spesso dei pupazzi di carta facendo loro un taglio che coprivi poi incollando dei pezzetti di carta, dicendo che volevi suturare la ferita. Già prima di andare a scuola ti interessavi per tutte le malattie della famiglia cosicché ti chiamammo ‹dottorino›».

Anche negli anni seguenti mia madre soffrì fisicamente e spiritualmente e mio padre pure soffrì profondamente, ciò che gravò sempre più sul mio stato d'animo. Colui il quale conosce il significato del complesso materno per lo sviluppo del figlio saprà giudicare anche la forza impulsiva di queste esperienze infantili.

«La voglia di lavorare a lunga scadenza» richiesta da Ippocrate per il futuro medico mi è stata ovviamente messa nella culla. I miei antenati paterni erano una generazione giuras-siana di contadini abituati a lavorare sodo. Mio padre era lui stesso mattiniero ed un instancabile notaio della capitale cantonale. Nel sangue materno l'essenza delle montagne appen-zellesi si era amalgamata a quella della valle di Emmen. Mia madre era un artefice in cucina come pure negli altri lavori domestici.

Quando avevo cinque anni, mio zio, tamburo maggiore, mi fabbricò un tamburo insegnandomi a suonarlo. Ci volle molto esercizio per imparare. Ben presto seppi suonare diverse marce militari. A dodici anni divenni tamburino tra i cadetti e imparai da un istruttore invecchiato alla scuola veneziana, ben dieci differenti musiche per tamburo. Più tardi presi il posto di suonatore di timpani nel nostro grande concerto sinfonico. A sedici anni divenni cannoniere nell'artiglieria cadetta e a diciotto anni capitano.

A dodici anni potei cominciare con le lezioni di pianoforte. Durante il ginnasio suonai dei solo nella nostra orchestrina scolastica e infine il concerto in C duro di Beethoven. Data la situazione ebbi motivo di impartire, durante gli ultimi anni del ginnasio, delle lezioni di pianoforte, e ben presto ebbi dieci allievi. Oltre l'arricchimento personale, la musica pianistica e orchestrale mi svelarono quanto si può trarre di ammirevole da un corpo con il solo esercizio costante. Con i miei allievi imparai i principi della guida dell'uomo; con l'artiglieria, però, imparai come istruire e comandare un più grande gruppo di persone.

Tutto ciò avvenne durante gli anni di scuola regolare. Inoltre imparai l'arte di rilegare libri, e rilegavo io stesso tutti i miei libri. In una fonderia di campane imparai a costruirmi da solo, con delle materie prime, una macchina a vapore con un decimo di cavallo. Divenni membro del circolo letterario dei ginnasiali, dove si lavorava seriamente e dove si tenevano delle conferenze. Così imparai a lavorare.

Durante la mia giovinezza ebbi anche delle esperienze nel campo delle malattie che ebbero il loro peso nel mio ulteriore sviluppo medico. A undici anni, mentre ero a scuola, dei forti dolori mi colpirono al basso ventre. Il nostro medico di famiglia, il Dott. Heinrich *Bircher* un validissimo chirurgo, diagnosticò un'infiammazione all'intestino crasso nella regione della S romana e mi ordinò il più serio digiuno. Durante dieci giorni mi nutrii di sola acqua e guarii. Dapprima però mi sentii molto fiacco. Non mi chiarì la causa della malattia né mi si indicò una dieta da seguire, avevo tuttavia imparato a digiunare.

La nutrizione nella mia famiglia era la solita dei borghesi: ogni giorno una o due volte carne, pane bianco, legumi, patate, farinacei, ma molto spesso anche frutta e insalate; con questo regolarmente un bicchiere di vino per «dar forza» e sovente anche birra. Molto presto si manifestò la carie dentaria, a quattordici anni la miopia. Perché questi danni al mio corpo? Mai, neppure durante gli studi di medicina ricevetti una risposta a questo interrogativo, finché non la potei dare io stesso. Nello stesso periodo fui preso da palpitazioni una sera di Natale. Il medico mi prescrisse delle gocce di digitali e parlò di difetto cardiaco. Come e perché? Questo non lo seppi.

A quindici anni, con un salto al cavallo, il trampolino si ribaltò. Venni scaraventato in avanti e mi fratturai la rotula del ginocchio contro un chiodo regolatore di ferro. Durante dei lunghi mesi dovetti rimanere a letto. Questa fu per me la scuola della pazienza. Un anno dopo ruppi la tibia del braccio sinistro. Questi due incidenti mi insegnarono il miracolo della guarigione dal dentro.

Un'esperienza salutare la feci durante il mio ultimo anno di ginnasio. L'insieme delle mie attività (ginnasio, pianoforte, lezioni, capitano dei cadetti e membro attivo di un'associazione) a causa di una nutrizione sbagliata aggiunta ai bisogni della mia casa paterna, divenne ben presto un sovraccarico. Persi il sonno. Mi recai dal medico il quale mi diede della polvere di bromo e altri medicamenti. Poiché tutto era vano, prescrisse infine una dose di idrato di cloralio. Una notte orribile seguì. Il mio medico prese allora un grosso libro e disse: «Guardi qui, le ho dato tutte le medicine contro l'insonnia, ora non ho più che un unico consiglio da darle: vada stasera al bar bavarese e si beva otto birre, così dormirà». Fu questo l'ultimo consiglio medico che ascoltai in vita mia. La reazione fu estremamente catastrofica. Mai più avrei accettato tali aiuti.

Mi conformai silenziosamente al mio stato. Avevo un viso estremamente stanco. Stavo proprio seguendo il mio secondo corso di equitazione. Il maestro era maggiore e istruttore della cavalleria, una vecchia lama con un vocabolario grossolano. Dopo la lezione mi fermò e mi chiese: «Non ha un buon aspetto, che cosa non va?» Gli parlai della mia insonnia e dell'insuccesso della terapia medica. Egli mi disse: «Venga stasera alle sei alla caserma, le dirò ciò che deve fare».

Alle sei ero là.

Il maggiore della cavalleria mi parlò per un'ora e mezza in un linguaggio colorito, dell'influenza del calore umido suo corpo e dell'uso di impacchi freddi di Priessnitz. Sul retro della mia stanza a pianterreno vi era un cortile con una fontana. Durante la notte stesi una coperta di lana sul mio letto, intinsi un lenzuolo nella fontana, lo misi sopra la coperta e vi avvolsi il mio corpo come meglio potevo. Subito venni preso da una calma benefica. Anche senza dormire questa fu una delle prime notti benefiche dopo molto tempo. Continuai il mio esperimento durante delle settimane e vidi che mi conveniva.

La contraddizione tra il consiglio del medico e quello del maggiore mi fece un'impressione indimenticabile. Là medicamenti velenosi e birra, qua deviazione del sangue dalla testa con influenza cutanea. Il primo trattamento non aveva il minimo rapporto con i miei disturbi, portava soltanto altri malanni; in breve una violazione clinica del mio sistema nervoso. Il secondo trattamento era completamente innocuo, ma benefico poiché regolava la vita interna partendo dalla pelle. Questo fatto divenne decisivo per la mia pratica medica.

Da tempo ormai ero deciso a studiare medicina. Verso la fine del periodo ginnasiale la situazione economica di mio padre si perturbò. Soltanto grazie al gentile aiuto di amici mi fu possibile studiare, ma a condizione che facessi una economia molto rigida. La mia gioia nel lavoro e nella professione erano le mie grandi risorse, come non sopportare la vita di uno studente povero?

I. primi semestri trascorsi all'Università di Zurigo li dedicai allo studio delle scienze naturali. Due avvenimenti influirono durante i primi due anni la mia carriera medica. Nella mia gretta pensione presso una lavandaia viveva pure uno studioso; un fisiochimico di nome *Bachmetjew,* un uomo dalla testa come una bomba, un grande studioso e un pensatore profondo. Viveva inzeppando il cervello a degli studenti che si preparavano agli esami. Per delle lunghe ore mi parlò dei maggiori problemi della fisica e della chimica, che mi bruciavano di interesse. A lui devo gran parte del mio interessamento per tali settori della scienza. Infine gli fu affidata la cattedra di chimica a Sofia.

II. secondo fatto si svolse in un freddo inverno quando persino il lago di Zurigo si coprì di ghiaccio. Di nuovo soffrii d'insonnia. Volendo metter fine a questo disturbo escogitai una terapia personale: installai il mio letto nel mezzo della stanza e spalancai la finestra e la porta che dava sul balcone. L'aria gelida affluì verso di me. Alle cinque del pomeriggio, dopo le lezioni, camminavo per due ore spesso nella neve profonda, sulle colline sovrastanti Zurigo, arrivando a casa stanco morto. Prendevo un pasto frugale e alle otto di sera ero a letto. Alle quattro e mezzo mi alzavo e facevo degli esercizi di respirazione sul balcone, poi studiavo avvolto in calde coperte fino all'ora delle lezioni. I primi giorni non dormii ancora e faticavo molto per alzarmi presto. Otto giorni dopo mi addormentai profondamente appena coricato. Avevo finalmente vinto: il sonno salutare era ristabilito per molti anni.

Due medicine avevano fatto il miracolo: una vita sana e un autocontrollo abbastanza eroico. Quando poco tempo fa *Stóckmann* pubblicò le sue esperienze e la sua teoria sul «Tempo naturale del sonno umano», allora pensai: la stessa cosa tu l'hai vissuta 45 anni orsono. Allora iniziai lo studio sulle leggi di vita dell'uomo moderno, sull'efficacia dell'au-toregolamento e dell'autocontrollo del malato e sulla necessità di una sua collaborazione cosciente in campo terapeutico. Capii sempre più in quale minima misura le grandi medicine, cioè l'ordine vitale e l'autocontrollo venivano utilizzate nella terapia. Notai che si preferiva prescrivere medicamenti e pozioni magiche, poiché si riteneva che il caro paziente avrebbe potuto trovare troppo dure queste altre esigenze. Questi furono dunque gli inizi di una cognizione che divenne sempre più nitida durante gli anni di attività pratica. A questo punto però iniziò il vero studio della medicina.

2.
GLI STUDI DI MEDICINA

Il miracolo della vita – Delusioni – Astinenza – Ipnosi e suggestione

Con molta devozione entrai nella sala in cui si insegnava la teoria della vita, la fisiologia, con alla cattedra Justus *Gaule*. Un fortunato destino mi aveva condotto a questo maestro. Parlava in termini chiari, avvincenti e penetranti. Le sue spiegazioni sulla vita in relazione con la formazione delle cellule, degli organi e dei tessuti del corpo riempivano l'ascoltatore di rispetto poiché anche con rispetto erano date. Durante i due semestri in cui lo ascoltai per due ore al giorno, seguendo inoltre i suoi corsi speciali, la sua scienza mi colpì talmente che potei presentarmi agli esami senza revisione. L'insegnamento delle leggi della vita e dell'armonia dei fenomeni vitali nell'organismo sano aveva preso vita in me e rimase per sempre un centro di largo interesse. Grazie *Justus Gaule!*

Sotto l'influsso di questo insegnamento arrivai alle prime e basilari espressioni del regno delle leggi di tutto ciò che è animato. Capii che la salute premette una vita ordinata, che ogni disordine porta inesorabilmente a squilibri della salute e alla malattia; che il malato, per guarire, deve dapprima riordinare la sua vita. Già allora sognavo un ambiente per coloro i quali cercano la guarigione, nel quale una vita fisiologicamente ordinata sarebbe stata la base di tutta la terapia. Con un'ansia piena di speranza mi preparavo all'insegnamento clinico, nel quale avrei imparato come utilizzare le conoscenze fisiologiche per la cura del paziente.

L'anatomia, la microscopia, le teorie sui tessuti e sullo sviluppo completarono l'introduzione al miracolo della vita.

Finalmente giunse il giorno dei corsi clinici, dove ebbe inizio l'introduzione alla patologia, alla diagnostica, alla chirurgia, all'ostetricia, alla batteriologia, ecc; dove avrei imparato il modo per *guarire ì malati.*

Infatti i semestri clinici mi introdussero in una vasta quantità di conoscenze e di capacità. La batteriologia dominava allora il campo. L'asepsi era appena stata introdotta in chirurgia. L'attrazione della chirurgia medica era estremamente forte. Gli interventi erano chiaramente esplicabili, la riconoscenza e la venerazione dei pazienti dopo una gloriosa operazione erano molto promettenti. Il mio interesse principale però, riguardava la medicina interna. Qui il ruolo principale doveva venir appunto rivestito dell'ordine fisiologico dei fenomeni vitali.

Con accesa attenzione seguivo l'insegnamento giornaliero degli internisti zurighesi e berlinesi *Eichhorst, v. Leyden, Senator, Gerhardt.* Dappertutto la stessa cosa: la diagnosi, l'etiologia, la prognosi e il decorso della malattia occupavano il tempo fino all'ultimo minuto, poi ecco finalmente la terapia. Si diceva: si dia ... e seguivano le ricette di medicamenti. Era tutto. Solo eccezionalmente si parlava di dieta, nel campo del diabete, e per quanto ne sappia oggi, di una dieta completamente errata. Occasionalmente si citava anche la Bratwurst quale pasto molto indicato per i malati.

Invano aspettai una spiegazione sulle relazioni tra medicamenti e le cause e lo stato patogeno, invano attesi un chiarimento sul come e con cosa creare una terapia. Fu una *delusione interminabile.* Nemmeno la farmacologia non migliorò la situazione. Il vecchio *Hirsch* dichiarava fieramente a Berlino durante un collegio sulle terapie generali: «Vi sono quattro medicine differenti: l'acido salicilico, la digitalina, lo iodio e il mercurio». In realtà nulla di tutto ciò può guarire la malattia contro la quale è stato prescritto.

Non fui l'unico deluso, altri, come lo dimostra il passaggio del noto libro di Liek «Il medico e la sua missione» fecero la stessa esperienza.

«Pieno di speranza, e posso dire con il batticuore, entrai nel tempio della medicina. Finalmente avremmo imparato ad aiutare i malati. Tanto più forte fu la delusione procuratami dalla clinica interna. Dovetti capire che si deve conoscere ciò che manca al malato prima di volerlo aiutare ...».

«Sarà la stessa cosa dappertutto: il malato viene visitato minuziosamente dal maestro e dagli assistenti; si paragonano i disturbi e lo stato obiettivo, si giudicano le secrezioni, le escrezioni, ecc. e per coronare il tutto si stabilisce la diagnosi assicurandola contro tutte le altre possibilità (diagnosi differenziale). Allora arrivava per me il grande momento: come e con quali mezzi si potrà procedere contro questo male? E sempre la stessa delusione; poche parole: prognosi favorevole, o nella maggior parte dei casi sfavorevole. Trattamento: nessuno o sintomatico».

A Liek succedeva dunque quanto succedeva a me e ad altri ancora. Quando oggi leggo nelle riviste mediche le risposte date da grandi personalità mediche, vedo che non vi è nulla di meglio. Molto raramente la risposta dice come si deve curare; risposta che secondo le mie conoscenze e le mie esperienze dovrebbe venir data. Ancora domina la diagnosi e la terapia si limita al medicamento. Nessuna parola sulla dietetica e sull'ordine vitale. Ai giovani medici stranieri che mi vengono a trovare chiedo se il loro studio era altrimenti: senza eccezione la risposta è no.

Oltre la terapia nemmeno la diagnosi non mi soddisfava. Era soprattutto patologica-anatomica e fissava quale organo o quale tessuto si era ammalato e quale diagnosi nota si doveva stabilire. Io però avrei voluto sapere quale complesso di cause aveva generato la malattia, quale parallelogramma di forze dannose avevano agito sulla persona in questione e per quanto tempo. Da questo sarebbe dovuta discendere la terapia, che avrebbe anzitutto eliminato le cause dei disordini affinché «il governo» centrale insito nell'organismo ristabilisse la salute. All'origine volevo la diagnosi, all'origine pure la terapia.

Tra i medici dei semestri superiori vi era una certa effervescenza. Si formò un gruppo il quale sosteneva che il bacillo di Koch non stava all'origine della tubercolosi. Al corpo era data una forza di resistenza e una immunità naturale. Soltanto quando questa forza di resistenza fosse diminuita il bacillo poteva iniziare la sua azione distruttrice. La causa dell'indebolimento dell'immunità, ecco il valore principale. Soltanto ripristinando la forza di resistenza si poteva veramente guarire la tubercolosi. Il capo di questo gruppo, allora docente ed attualmente medico, descrisse come riuscì a guarire la tubercolosi temprando la forza di resistenza. Era questo il tempo in cui il tubercolo di Koch faceva molto parlare di sé.

Il destino volle che durante i miei studi venissi coinvolto in una esperienza drammatica nel campo della terapia causale. La mia idea riguardo il consumo e gli effetti degli alcoolici era, all'inizio dei miei studi, la stessa di qualsiasi altra persona. Si beveva naturalmente vino, birra, liquori per rinvigorirsi, per essere un uomo normale, allegro, e l'inverno per riscaldarsi, l'estate per calmare la sete. Un «vero» studente e soldato doveva saper bere. Riguardo le conseguenze del consumo di alcool sapevo ben poco. Un astemio era per me un uomo di poco valore. Questo era il punto di vista anche dei miei compagni e dei miei docenti, professori di medicina.

Questa pace alcoolica venne ad un tratto turbata. Due dei miei professori, e proprio i più grandi, il cui insegnamento meticoloso ci arricchiva maggiormente, cioè il fisiologo Gaule e lo psichiatra August *Forel* erano astemi. In modo molto chiaro dimostrarono le reazioni dell'alcool sull'organismo e le conseguenze dell'alcoolismo per la salute pubblica. A loro si aggiunse il fisiologo basilese *von Bunge* il cui libro sulla chimica fisiologica rappresenta un'opera notevole. I tre cominciarono a lottare con argomenti scientifici validissimi contro l'alcoolismo e il consumo di alcool dichiarando che era compito del medico dare il buono esempio. Ciò che dicevano era fondato e convincente. Ad un tratto un nuovo vento cominciò a soffiare in medicina. Finora i medici si erano dimostrati amici dell'alcool, bevendone essi stessi e usandolo nelle terapie.

Questi grandi studiosi e uomini si dichiararono davanti a tutti non soltanto in favore della moderatezza ma per l'astinenza totale. Ciò era qualcosa di completamente nuovo e fece grande impressione. Io ero posto davanti al dilemma di diventare pure io astemio. Questo risvegliò in me un'ondata di contrarietà. Non a causa della rinuncia alle bevande alcoo-liche ma a causa della maledizione del ridicolo, perché mi sarei comportato in modo differente di fronte ai miei amici e conoscenti. «Come osare a non fare ciò che tutti facevano?» Avevo paura.

Venne il giorno del corteo e dell'addio nella sala per concerti, organizzati in onore dell'anatomista Meyer il quale lasciava il suo posto. Attorno ai tavoli disposti a ferro di cavallo vi erano il festeggiato, i professori della facoltà di medicina,! rappresentanti del governo e gli studenti di medicina. Tutti bevevano birra, salvo Forel e Gaule che avevano davanti a loro una caraffa d'acqua di Seltz. Il deputato del governo cantonale tenne un discorso lodando l'amore per l'alcool del medico uscente. Lanciò diverse fiancate alla nuova moda dei bevitori d'acqua, accolte dalle risa e dalle grida d'acclamazione degli astanti. Per me questo fu molto penoso e di pessimo gusto. Come poteva il nostro deputato ridico-larizzare i nostri docenti più onorabili? Poco dopo Forel si alzò. Il suo discorso andò alla libertà di ricerca che aveva caratterizzato anche il festeggiato. Non era una risposta diretta ma fu la migliore e la più geniale. Questa serata rimase indimenticabile.

Quando più tardi con lo studio della psichiatria e dei problemi della ipnosi venni in più stretto contatto con Forel, questi mi disse un giorno: «Diventi anche lei astemio». La mia risposta fu evasiva poiché avevo sempre-ancora paura. Allora mi disse: «Lo faccia per me». L'idea di quel banchetto studentesco mi lampeggiò alla mente. Capii: la causa aveva bisogno di sostenitori. Subito gli strinsi la mano: «Bene, per lei diventerò volentieri astemio». Così avvenne che per tutta la durata della mia vita rinunciai a tutti gli alcool.

Non ho parole per descrivere quanto guadagnai per la mia vita medica grazie all'astinenza. Imparai a far fronte alla massa con grande caparbietà. La cameriera del ristorante, finora sempre gentile mi guardava come un cane randagio. Persino la padrona mi addocchiava con sdegno. Dovetti lasciare la tavola dove pranzavo con i miei amici. Dappertutto dove arrivavo gli amici nuovi e vecchi mi accoglievano scuotendo il capo. «Come, non beve più?» Per loro era insopportabile. In ogni caso ai loro occhi ero già mezzo pazzo. Finalmente ebbi la forza dell'abitudine e del costume, la forza di resistere alla massa ed al Re Alcool (come dice Jack London). Era una parte del capo della Medusa. Perdetti delle amicizie. La derisione e lo scherno piovvero su di me. Se io dovevo sopportare tutto ciò per la mia astinenza, come poteva un bevitore trattenersi dal bere?

Questo fatto mi rese indipendente nel mio carattere, nel pensiero e nell'azione.

Il peggio era la situazione durante i corsi militari in compagnia dei miei colleghi aspiranti sanitari e ufficiali. In nessun altro servizio si beveva quanto in quello, in nessun altro posto l'astinenza veniva ritenuta una spina tanto dolorosa nel cuore. Nel corpo degli ufficiali il medico della truppa, astemio, veniva rispettato per camerateria. Il suo esempio aveva spesso una buona influenza. Una volta soltanto ci si permise di giocarmi uno scherzo. Entrai in servizio con un reggimento d'artiglieria. Era una giornata di leva molto calda e faticosa, molto lavoro e la sera alle cinque: equitazione per gli ufficiali. Dopo due ore di cavalcata ci fermammo ai bordi dell'Aar; dall'altra sponda ecco arrivare un traghetto con l'oste, la cameriera e il vino. Anche a me venne offerto un bicchiere. Rifiutai. Tutti gli ufficiali scoppiarono allora in grandi grida. Era un complotto. Si era sperato che con la sete avrebbero potuto farmi dimenticare la mia astinenza. Credevano che fosse impossibile che in tali condizioni un uomo potesse resistere ad un bicchiere di vino. Il fatto suscitò il buon umore, e la camerateria durante tutto il servizio fu ancor più gaia.

Il modo in cui Forel divenne astemio testimonia della sua grandezza di carattere. Ecco perché lo voglio raccontare. Ogni anno nel manicomio da lui diretto venivano degli alcoo-lizzati ricaduti nel delirio. Prima di essere rilasciati dovevano promettere a Forel di non mai più bere: senza successo poiché l'anno successivo ritornavano. A partire da un certo anno alcuni non tornarono più. Quando Forel chiedeva loro notizie si sentiva rispondere: «Abbiamo conosciuto il calzolaio Bossahard a Neumùnster, si è occupato di noi ed ora non beviamo più». Cosa fece dunque il professore di psichiatria e direttore del più grande manicomio svizzero? Andò a trovare il calzolaio per conoscere il modo in cui questi riusciva ad avere un tale successo. Bossharh disse: «Io pure rinuncio alle bevande alcooliche. Cosi i bevitori imparano da me che la vita è anche possibile senz'alcool. Poi con l'aiuto di Dio mi prendo cura di questo povero fratello. E' tutto qui il mio segreto». Dopo questo avvenimento Forel divenne lui stesso astemio. Molto presto fondò la lega svizzera contro gli alcool, l'associazione dei medici astemi, l'associazione femminile per ristoranti analcoolici, la loggia zurighese di Guttempler e la clinica per alcoolizzati di Ellikon sulla Thur, a cui fece capo, come primo direttore, il calzolaio Bosshard.

A prima vista, questa lotta contro l'alcool a cui si associarono poi anche altri noti medici e sacerdoti indigeni e stranieri, rappresenta un primo passo della medicina nella direzione di una terapia e di una profilassi causale.

Siccome l'alcool distrugge molte vite umane e molte famiglie, poiché il comportamento del bevitore anche del presunto moderato, pregiudica il corpo e l'anima dei propri figli, l'astinenza del medico è un atto esemplare al quale tutti i giovani medici dovrebbero venir educati. Oggi la cosa sarebbe più semplice per gli studenti di medicina che non 50 anni orsono; se questo è un vantaggio o meno è un'altra questione. Mi sembra oggi che proprio la durezza delle prove, la visione della testa della Medusa, erano le cose più preziose che io abbia potuto sentire attraverso l'astinenza. Queste sopportazioni e questi sforzi modellano il carattere del medico, lo temprano per la lotta contro la Gorgone ed i serpenti, cioè contro le cause psichiche e fisiche delle malattie e della sofferenza, contro il disordine nella vita dell'uomo moderno. Il medico non ha soltanto bisogno di conoscenze e di facoltà ma anche di educazione.

«Educazione della *forza di volontà*» – dice Nietzsche – «Si sostengono esami per tutto salvo per la cosa principale: se si può volere, se si può promettere; il giovane uomo è completo senza sentire il minimo dubbio, la minima curiosità per questo grande problema di valore della sua natura».

In ogni caso l'esperienza fatta nell'astinenza è stata per me, medico e dottore, una grande educazione della volontà. Una seconda esigenza per il mio divenire medico la devo a Forel. Durante i miei studi Forel riprese lo studio del francese Liébault sulla ricerca dei problemi della ipnosi. Con delle lezioni brillanti ci mise a contatto con lo studio ipnotico, la suggestione e l'autosuggestione. Per la prima volta udimmo parlare di vita spirituale, della influenza dell'anima sul corpo e del trattamento dell'anima. Lui soltanto tra tutti i nostri docenti, discuteva minuziosamente le questioni del conscio e dell'inconscio ma pure delle malattie psichiche. Infine mi parlò, durante una discussione personale, delle ricerche di Semon sul principio della mneme, della memoria impersonale di tutti i viventi. Lo studio approfondito della teoria della mneme fu preponderante per il mio ulteriore sviluppo quale curatore dell'anima.

Il pensiero medico a cui fui iniziato da Gaule, Von Bunge e Forel formò il fiore dei miei studi di medicina. Presso gli altri docenti, anche presso i grandi di Berlino sentii in modo esemplare il solito pensiero e le solite facoltà del medico. Durante le vacanze studiai quale sottoassistente all'istituto istiologico, alla clinica medica e chirurgica, alla policlinica ginecologica e medica, ecc. Il direttore della policlinica ginecologica era appena rientrato dalla Svezia dove aveva imparato il massaggio *Thure-Brandt*. Egli mi insegnò questa validissima misura terapeutica.

Nulla però mi poteva togliere la grande delusione riguardo le terapie per le malattie interne. Durante il mio periodo studentesco si conobbe pure la moda della idroterapia di *Kneipp*. Era una grande prova per la mancanza di fiducia nella medicina scolastica da parte del popolo. Kneipp guarisce con acqua, impacchi, bagni, ecc. Io però non avevo mai udito dalla bocca di un professore qualcosa sulla idroterapia. Tutti parlavano di guarigioni di Kneipp con l'acqua. La scuola invece di constatare la propria ignoranza si sdegnò ed arricciò il naso. Trovai allora un numero della «Gazzetta clinica per l'idroterapia» del Prof. *Winternìtz* di Vienna. Vi scoprii un pensiero terapeutico completamente differente, una terapia per malattie interne basata sulle leggi vitali, proprio ciò che avevo lungamente cercato e desiderato. Mi abbonai a questa gazzetta e da solo imparai la idroterapia. La lezione del maggiore di cavalleria di Argovia aveva trovato il suo seguito.

Soltanto più tardi conobbi altre lacune della terapia e le seppi colmare; ma di questo riparleremo. Superai il mio esame statale. Il «vecchio medico» era fatto, ma già vi erano i germogli del nuovo medico che aspettavano di sbocciare.

3.
LA PRATICA

Indigenze patogene e fallimento della terapia – Errori, ignoranze ed il loro superamento.

Il primo dicembre 1891 aprii la mia pratica nel quartiere industriale della città di Zurigo. Ben presto dovetti lavorare giorno e notte: medicare ferite, chirurgia minore, ostetricia malattie infettive, malattie degli arti acute e croniche, inoltre molte malattie dell'apparato digerente e del sistema circolatorio, tutte le forme di reumatismi, malattie nervose, nevrosi, malattie dei neonati e infantili. La mia clientela era formata dalle famiglie degli operai, artigiani, impiegati e commercianti della zona. Per loro la malattia significava un grave fardello e molte preoccupazioni. Avevo pure a che fare con casi di alcoolismo. Così venni chiamato nel mezzo della notte in una famiglia dove il padre aveva preso un attacco di delirio. La moglie e i figli denutriti circondavano l'uomo infuriato. In una villetta viveva una coppia di vecchi coniugi. Una sera il marito in preda alla pazzia dell'alcool gettò sua moglie nuda sul selciato gridandole: «Se chiami il medico lo uccido con l'ascia!» Venne tuttavia a chiamarmi. Dopo che ebbi bussato a lungo si decise ad aprirmi. Lo seguii nel soggiorno. Sotto la casa i vicini, spaventati dalla minaccia criminale, si erano riuniti. L'uomo non disse una parola, si alzò e andò in cucina dove lo seguii. Cercava qualcosa. Scorsi allora la scure e dissi: «Guardi, ecco la scure con la quale mi vuole uccidere». Queste parole lo intimidirono. Lo portai all'ospedale psichiatrico.

Un'altra volta venni chiamato, poiché nell'appartamento di certi inquilini era subentrato uno strano silenzio. Dopo aver sfondato la porta il quadro che si presentò ai miei occhi fu orripilante.

Sul letto giacevano due bambini strangolati con le braccia strette in un abbraccio; sull'uscio la madre impiccata, una coltellata fallita al collo. Il coltello insanguinato era sulla tavola. La donna proveniva da una famiglia per bene. L'uomo, un farmacista, si era talmente rovinato con l'alcool e la morfina, che aveva abbandonato moglie e figli nella miseria. La moglie non conobbe altra via di scampo che la morte.

Fui sempre maggiormente colpito dai risultati insoddisfacenti delle mie terapie. Anche consultando delle personalità mediche cittadine non avanzavo in nulla. I reumatici non guarivano mai con i preparati di salicile, i cardiaci reagivano soltanto transitoriamente malati nonostante le mie medicine e le mie diete. Le indigenze patogene dell'uomo mi addoloravano soprattutto perché le mie misure terapeutiche erano insufficienti e non influivano sull'essenza della malattia. Tuttavia godevo della fiducia immeritata dei miei pazienti.

Dopo quattro anni di pratica avvenne un fatto che avrebbe completamente cambiato la mia attività medica. Venni chiamato al cospetto di una donna afflitta da una malattia cronica allo stomaco, la quale era già stata curata da diversi medici. La curai secondo tutte le regole dell'arte appresa e attinta da opere specializzate. Gli ultra raggi non erano ancora stati scoperti. Lo stomaco si era dilatato smisuratamente e i muscoli si erano paralizzati. I cibi vi rimanevano intatti e una volta lo stomaco pieno, venivano rimessi. La donna era molto dimagrita e debole. Le prescrissi una dieta come la intendevo io e procedevo ogni mattina ad un lavacro gastrico con il quale rimetteva i resti dei cibi. Per settimane questo trattamento non migliorò la situazione, al contrario. Non avevo più alcuna risorsa, cosicché definii il caso disperato.

In quel tempo dirigevo un corso per samaritani nell'associazione per samaritani astemi. Il presidente era un ex guaritore naturista e vegetariano che studiava ora medicina a Zurigo. Naturalmente avevo i soliti pregiudizi contro il vegetarianismo ma con la mia esperienza nel campo dell'alcool mi ero aperto alle opinioni altrui.

Quest'uomo mi parlò delle sue osservazioni. Gli parlai del mio insuccesso con la paziente malata di stomaco. Allora sostenne che la si poteva aiutare con una dieta composta principalmente da vegetali crudi. Pensai che uno stomaco così debole avrebbe difficilmente sopportato tali pasti. Finalmente chiesi alla mia paziente se non voleva fare un altro tentativo. Siccome accettò ci mettemmo all'opera.

Come prescritto dal vegetariano, ricevette una dieta a base di crudità. Lo stomaco sopportò molto meglio questa dieta che non la mia. La paziente si sentì meglio e quindici giorni dopo lo stomaco risultò vuoto dopo il lavacro gastrico. Anche l'intestino, pigro, si rimise a lavorare spontaneamente. Le forze aumentarono e la paziente potè lasciare il letto. Da tempo non si era più sentita tanto bene.

Io ero meravigliato e – costernato. Il vegetariano aveva vinto dando una lezione al medico. In tutta la scienza dietetica del 1895 non conoscevo alcun fatto che mi potesse chiarire l'azione di questi cibi crudi e la differenza con la mia dieta per lo stomaco. Ritenevo possibile un rapido deterioramento della situazione. Ma contro ogni mia aspettativa e le mie conoscenze la malata migliorò.

Era forse la suggestione dovuta al nuovo metodo terapeutico? Era forse l'abolizione della carne? Era forse l'abolizione della mutazione delle sostanze nutritive attraverso la cottura? Erano dunque i vegetali crudi che avevano migliorato lo stato patogeno? Proseguii con degli esperimenti su altri malati, su me stesso e sui miei parenti. Naque un lavoro al quale ancora non ero abituato. Si doveva dapprima convincere il malato al cambiamento di cibo. Dovevo istruirlo minuziosamente. Tutto dipendeva dalla sua volontà e da una esatta esecuzione. Una ricetta era subito scritta mentre queste consultazioni istruttive mi prendevano dieci volte più tempo e non erano pagate meglio. Alcuni risultati furono meravigliosamente ottimi.

Il caso seguente rimase indimenticabile: donna quarantacinquenne con un tumore grande quanto la testa di un neonato nella regione ipogastrica sinistra, da settimane nessuna evacuazione, tutti i cibi vengono rimessi. I medici che l'avevano curata, e che consultai, volevano operare. Dedussi che si trattava di un tumore fecale; prescrissi timidamente una dieta di crudità liquide, poi una dieta di crudità solide che venivano sorprendentemente trattenute. Inoltre effettuavo giornalmente cinque clisteri d'acqua fredda nell'intestino. Il terzo giorno cominciarono delle evacuazioni di enormi masse fecali. Il tumore diminuiva ogni giorno; 15 giorni dopo tutti i disturbi erano scomparsi, la donna ebbe buon appetito e riprese le forze. Gli alimenti dietetici vegetali vennero composti più riccamente con talvolta un'aggiunta di cibi cotti. La donna vendeva dei vini nei ristoranti di tutto il paese. Quando l'andai a trovare non era in casa, era andata a guadagnarsi il pane. Vent'anni dopo la figlia della paziente mi venne a chiamare. Era nuovamente malata e mi voleva quale medico, poiché già una volta le avevo salvato la vita. Questa volta non la potei aiutare. Era malata di cancro, dunque non vi era scampo.

Quali prime reazioni di questi alimenti terapeutici potei constatare: abolizione della pigrizia intestinale, ritorno dell'appetito, guarigione della mucosa della bocca, migliore aspetto e miglioramento dello stato di salute. Ebbi tuttavia a che fare con delle situazioni critiche. Vorrei citare uno dei casi più gravi che dovetti risolvere durante i miei primi anni di esperimenti:

Il paziente era un cinquantacinquenne da anni gravemente malato di artrite alle articolazioni. Seguì molte cure. Ora era sempre inabile al lavoro e doveva rimanere a letto. Pochi giorni dopo l'inizio della dieta terapeutica la febbre aumentò a 40 gradi. Le articolazioni si infiammarono e si screpolarono. Nel vaso da notte vi fu una pioggia di sali d'acido urico rosso carminio. La febbre durò per settimane. Il malato dimagrì, divenne estremamente debole e fragile. Alla fine della quinta settimana il mio coraggio era a zero.

Dissi alla moglie del malato: «Va male, credo che abbiamo perso la lotta». «No», mi disse, «sento che andiamo avanti». Aveva ragione. Molto presto vi fu un rovesciamento della situazione. La febbre cessò. L'urina si schiarì. L'appetito rivenne. Le forze tornarono. L'uomo così guarito rimase fedele alla nuova alimentazione, non ebbe più attacchi di artrite, montò un nuovo affare e visse ancora venti anni.

Anche in un altro caso mi scoraggiai: una donna di 55 anni, condannata da otto mesi al letto per una paralisi totale delle gambe. Finora il trattamento era stato vano. Dopo cinque mesi di terapia dietetica ancora nessun segno di vita alle gambe. Scoraggiato dissi alla paziente: «Credo che la nostra lotta contro il destino non abbia successo». «Dottore», mi disse, «non si perda di coraggio, sento che guarirò». Anche in questo caso la paziente ebbe ragione. Molto presto la vita tornò nelle sue gambe. Al settimo mese della mia terapia la donna potè alzarsi e camminare aiutandosi con delle stampelle. Un anno più tardi aveva riacquistato completamente l'uso delle gambe. Lei pure potè in seguito dirigere la propria casa e il proprio negozio per altri venti anni.

All'epoca di questi esperimenti (1895–1900), la medicina ben poco sapeva delle relazioni tra l'alimentazione e la malattia. Non si pensava neppure che delle gravi paralisi dei nervi erano causate da un'alimentazione errata. La formazione di beri-beri a causa della carenza di vitamina B non era ancora conosciuta. Tutti questi esperimenti terapeutici basati su una alimentazione vegetariana erano per me dei viaggi di Colombo verso mete ignote. Non potevo basarmi su nessuna autorità medica, su nessun professore. Al contrario incontrai delle gravi ostilità a causa del vegetarianismo, considerato ascientifico e dunque disprezzabile. I medici di famiglia dei parenti dei miei pazienti li ammonivano continuamente dicendo che con una tale alimentazione il loro corpo sarebbe inevitabilmente crollato. La testa della Medusa apparve di nuovo con un aspetto ancora più cupo.

Nell'estate del 1897 chiusi la mia pratica che funzionava benino per continuare i miei studi a Vienna da *Winternìtz* e presso il Weisser Hirsch da *Lahmann*. Nell'autunno 1897 aprii una piccola clinica privata e un istituto per l'idroterapia ed i metodi fisioterapeutici, quest'ultimo nella città di Zurigo. Così potevo prescrivere e controllare le diete per poter meglio studiare le loro conseguenze.

Ciò che vedevo mi parve così importante per la salute umana, che fui preso dal bisogno di risolvere tutti gli enigmi che mi si presentavano. Quali erano le cause degli squilibri della salute e degli stati patogeni che scomparivano con le cure vegetariane e una relativa cura del corpo e dell'anima, ma che nessuna altra medicina o altra terapia era mai riuscita a sconfiggere? L'alimentazione precedente rivestiva forse un ruolo primordiale nella loro manifestazione? Cosa vi è nell'alimentazione che rende l'uomo malato e cosa lo guarisce? Perchè l'alimentazione vegetariana, e soprattutto quella cruda, hanno un effetto guaritivo? Quale differenza vi è tra cotto e crudo?

Mi misi all'opera cercando tutta la letteratura sulla fisiologia alimentare, la ricerca sul metabolismo e la dietetica, ma non trovai nessuna risposta. Molte proteine ma anche tanti idrati di carbonio e molti grassi, poi tante e tante calorie, ecco cosa erano i pezzi forti della teoria. Il problema delle sostanze minerali era soltanto trattato seriamente da due fisiologi (V. Bunge e Forster). In generale si diceva: «ogni cibo contiene abbastanza sali minerali, così non dobbiamo preoccuparcene». Soltanto *Lahmann* aveva una posizione di eccezione riguardo questo punto. Tutto ciò non spiegava tuttavia le mie constatazioni.

Infine mi soffermai sul calore di combustione, sul valore energetico e d'azione dell'alimentazione. Qui mi parve vi fosse una lacuna. Iniziai a studiare la chimica teorica, l'energetica e la fisica. *Nernst, Ostwald, Helm, van t'Hoff, Planck, Chwolson* e altri divennero i miei maestri. Dopo trovai dei docenti di chimica e fisica del Politecnico federale che mi impartirono delle lezioni private e con i quali potevo discutere i problemi che mi scottavano. Dopo alcuni anni di lunghe ricerche, naturalmente accompagnati da una dura pratica, venne il momento in cui tutto mi parve chiaro. Fu un momento commovente.

Riconobbi che la teoria dietetica presentava una grave lacuna nella parte più importante. Il potenziale d'azione della alimentazione veniva considerato soltanto dal punto di vista negativo della legge sul mantenimento dell'energia. Le calorie misurano soltanto la quantità energetica, pertanto solo la quantità proveniente dall'alimentazione. Vi è però qualcosa di molto più importante della quantità per il potenziale di azione di un'energia: la qualità, data quale organizzazione dell'energia. Le calorie non dicono nulla a questo riguardo e tuttavia l'organizzazione dell'energia è decisiva. Di questa organizzazione parla la maggior legge naturale: il secondo principio della teoria energetica, anche chiamata legge della entropia. L'entropia è la misura del disordine, della disorganizzazione di un sistema energetico. In ogni sistema, dunque anche nella sostanza alimentare, l'organizzazione diminuisce in relazione all'aumento dell'entropia. Il primo principio dice che nessuna energia scompare, il secondo che l'energia degenera, perde cioè il suo potenziale d'azione. Ho illustrato chiaramente questa teoria nel libro «Sull'essenza e sull'organizzazione dell'energia nutrizionale e sull'uso del secondo principio della teoria energetica nel valore nutrizionale e l'azione dell'alimentazione».

Il potenziale energetico dell'alimentazione non dipende dunque dal quoziente energetico (quantità di calorie), ma dalla misura dell'ordine o dell'organizzazione, presente nei sistemi energetici dell'alimentazione. Anche qui valgono le parole del grande fisico *Eddington:*

> «Dobbiamo porre mente a due fattori: *all'energia* e *all'organizzazione energetica*».

Dopo lunghe ricerche e faticosi studi riconobbi dunque alla fine del XIX secolo la lacuna dove la teoria dietetica s'era finora arenata senza che nessuno se ne avvedesse. Né la fisiologia né la medicina si erano mai poste il problema della organizzazione dell'energia nutrizionale e della validità del secondo principio.

Parte della colpa per questa manchevolezza va ai fisici che misero l'accento sull'entropia nel secondo principio, su un concetto matematicamente facile ma altrimenti difficile da capire, che non misura l'organizzazione bensì la disorganizzazione o il disordine. Questo rendeva difficile la comprensione della legge per i fisici e impossibile per i medici. Il grande fisico russo Chwolson scrisse l'opera «Hegel, Haeckel, Kossuth e il dodicesimo comandamento» per dimostrare che questa legge naturale, la più grande e la più importante, era stata malintesa. «Quella legge», dice, «che ci permetteva di studiare le più nascoste qualità della sostanza». L'accento di questa legge sta però sull'ordine, l'organizzazione dell'energia, poiché questo è il suo potenziale d'azione. Con l'azione, l'ordine si perde, l'energia rimane, il disordine nasce. Dunque è l'ordine che serve alla vita. Per questa ragione ho chiamato il secondo principio «la legge organizzativa». Il concetto di ordine sarebbe diventato però col tempo accessibile anche ai biologi e ai medici.[1]

Da allora Erwin *Schrödinger («Cos'è la vita? La cellula viva guardata con l'occhio del fisico»,* Berna 1951) ha definito come segue questo concetto dell'essenza del processo nutritivo:

«Come potremmo descrivere nell'espressione della teoria statistica la meravigliosa facoltà di un organismo vivo che ritarda la degenerazione nell'equilibrio termodinamico (morte)? Diciamo: si nutre di entropia negativa, facendo giungere in lui un flusso di entropia negativa ... L'entropia, in relazione con i sintomi negativi, è essa stessa una misura d'ordine. L'artificio con il quale un organismo si mantiene stazionario ad un livello d'ordine relativamente

1 Vom Wesen und von der Organisation der Nahrungsenergie und von der Anwedung des zweiten Hauptsatzes der Energielehre auf den Nàhrwert und die Nahrungswirkung» (Hippokrates-Verlag, 1936)

alto (un livello d'entropia relativamente basso), si compone in realtà di un continuo «assorbimento» di ordine dal mondo che lo circonda. Questa frase non è affatto paradossale, come lo si potrebbe supporre di primo acchito. Si potrebbe piuttosto rimproverarle d'essere triviale. Infatti noi conosciamo bene per l'animale intelligente la qualità d'ordine della quale si nutre; è la situazione ben ordinata della materia nelle combinazioni organiche più o meno complesse che servono da alimento. Dopo l'uso danno ancora qualcosa, sebbene in forma molto più ridotta, tuttavia non completamente nulla poiché le piante ne approfittano ancora. Queste posseggono la maggior riserva di ‹entropia negativa›, naturalmente data dalla luce solare».

Quando mi posi la domanda sull'organizzazione energetica delle derrate alimentari ricevetti una risposta ai miei grandi interrogativi, la soluzione dell'enigma. Lo sviluppo di questa cognizione e le motivazioni teoriche che mi era stato possibile dare, sono state pubblicate a partire dal 1904 in una serie di libri, e esposte in conferenze davanti a società mediche di Stoccarda, Amburgo, Londra, Parigi, Berlino, Dresda, Merano e Vienna. Nel gennaio 1900 esposi le mie osservazioni alla società medica di Zurigo, sperando di trovare un sostegno per le mie ricerche tra i colleghi e attraverso la clinica. Invece dell'aiuto ricevetti la seguente risposta: «Il Dott. Bircher ha oltrepassato i limiti della scienza».

Da allora fui per i miei colleghi svizzeri un outsider. Mi si schernì con i titoli di «vegetariano» e «apostolo del vegetarianismo». Nella mia teoria si scoprì del misticismo e della metagalassia. Mi si rimproverò di non essere scientifico. I successi ottenuti erano per loro il frutto di suggestioni, poiché non potevano affatto capire, come anch'io precedentemente, le reazioni dell'alimentazione sull'organismo umano. Chiamavano le mie diete terapeutiche delle diete di fame e ne mettevano in guardia, dov'era possibile, ogni malato che volesse farsi curare da me, dicendo che a causa di una grave carenza proteica i danni sarebbero stati irreparabili. Quando mandavo un articolo al settimanale medico svizzero mi veniva rispedito. In Svizzera non potevo più parlare.

Vi erano tuttavia delle eccezioni. Con la distanza la colleg-gialità migliorò. Si cominciò dapprima all'estero a riconoscere i miei successi terapeutici. Medici ed esperti dietetici entrarono in contatto con me, molti visitarono la mia clinica. Arrivavano dalla Danimarca, l'Olanda, l'Italia, la Spagna, la Russia, l'Austria, la Francia, il Belgio, l'Inghilterra, gli Stati Uniti, l'India, l'Australia, ecc. Questo successe tuttavia soltanto con gli anni e i decennni. Per molto tempo la mia situazione non fu affatto invidiabile. Vissi il contenuto delle parole di Sihle: «L'orgoglio e l'arroganza di molte persone non conoscono limiti». Se riuscii a tener duro e a continuare, questo lo devo ai miei pazienti guariti. Per molto tempo dovetti sopportare la visione della Medusa, i cui serpenti sibilavano nelle mie vicinanze. Tuttavia anche queste esperienze fanno parte del divenire del nuovo medico.

In fondo tutto ciò non mi disturbava affatto. Altri medici avevano vissuto le stesse esperienze. Calmissimo continuai il mio lavoro. Se gli orgogliosi mi inveivano chiamandomi «ascientifico» sapevo quanto più profondamente di loro avevo percorso la scienza. Se mi trattavano di unilaterale allora ricordavo le parole del Dott. *voti Norden* di Baden-Baden, figlio del noto professore Dott. von Norden, il quale dopo aver trascorso due settimane nella mia clinica mi disse: «Avete dei nemici che vi definiscono unilaterale. Io però non ho mai visto un medico così polivalente come voi». Così era giunto l'aiuto che i miei collaboratori ed io volevamo dare ai nostri malati e sofferenti. Distruggendo tutte le amarezze mi rese un medico felice.

Dopo essere stato per più di venti anni in contraddizione con la teoria dietetica vigente, arrivò un grande mutamento nella ricerca dietetica che mi fu di inaspettato appoggio.

Ciò che provai nel 1895, cioè la scoperta secondo cui la terapia dietetica non poteva spiegare le azioni dell'alimentazione, venne provato, ma nel 1906–1911, da alcuni scienziati dietetici americani e con il grande esperimento dei bovini del Wisconsin. Con un'alimentazione apparentemente equivalente un gruppo di bovini rimase sano mentre gli altri tre accusarono dei gravi disturbi di salute e di procreazione. Nessun fatto noto alla scienza poteva spiegare tale fenomeno. Gli scienziati ritennero che finora si era pensato e agito secondo una teria dietetica che non conosceva affatto le azioni della alimentazione. Teoria che non si era mai chiesta perché con un'alimentazione si rimaneva sani mentre con l'altra ci si ammalava; finora si erano tratte conclusioni da esperimenti durati cinque giorni mentre sarebbero stati necessari esperimenti di più anni.

Come me, nel 1895, anche loro nel 1911 si sentirono mancare il terreno sotto i piedi e notarono che il problema della alimentazione doveva venir ripreso daccapo e ristudiato completamente. Qui iniziò la nuova èra della ricerca dietetica.

Dove prima uno studiava da solo, ora studiavano in mille. Nel 1921 iniziaro le pubblicazioni dei risultati generali che continuano ancora oggi. L'albero gigantesco di una teoria dietetica completamente nuova e rivoluzionaria sta per nascere.

I risultati delle ricerche confermarono ampiamente le mie deduzioni sull'impiego del secondo principio della teoria energetica, della legge sull'organizzazione. Così l'interesse del mondo medico si accese anche per il mio punto di vista. L'editore della grande enciclopedia medica «La nuova clinica tedesca», il Prof. Dott. G. *Klemperer* mi chiese di scrivere l'articolo «Alimentazione vegetariana quale terapia». Venne poi per qualche giorno nella mia clinica per conoscere la mia terapia. Finalmente nel dicembre 1935 ebbi la gioia di vedere che il più grande scienziato e il maggior igienista attuale tedesco, il Prof. Dott. Werner *Kollath* di Rostock aveva non soltanto capito ma pure confermato il mio secondo principio. Dunque, nonostante l'associazione medica di Zurigo ero ridiventato «scientifico».

Nelle nostre conoscenze sugli effetti degli alimenti e dei cibi sull'organismo umano e sulle relazioni alimentazione-sofferenza dell'umanità, vi è stata, con la nuova scienza dietetica, una grande rivoluzione spesso raggiungendo l'opposto diametrico di prima. Di questo tratterò nel prossimo capitolo.

Finora tuttavia, la situazione è che l'alimentazione dei paesi civilizzati, degli ospedali, la dietetica per lo stomaco, l'intestino, la digestione e il metabolismo nella medicina, sono ancora basati sui vecchi sistemi nutrizionali; l'uso di medicinali è ancora molto forte, mentre l'unica causa patogena è l'alimentazione sbagliata: è un fatto che gli studenti di medicina non ricevono ancora un insegnamento approfondito e organizzato nel campo dell'alimentazione, che la maggior parte dei medici non conosce ancora, o ben poco, i risultati delle nuove ricerche dietetiche. Ecco perché vi sono ancora due fronti: il fronte della massa medica e il fronte dei pochi conoscitori del problema nutrizionale. Al primo appartengono gli ospedali e gran parte delle cliniche. Un grave compito è posto per risolvere tale problema. Questo lo dicono anche le seguenti parole di Kollath:

> «... e per la costruzione di una teoria moderna dell'alimentazione credo che questi risultati debbano venir conseguentemente messi in pratica. Questo però, come lo vorrei sottolineare tempestivamente, ad una rivoluzione della medicina e di ogni ospedale ... l'alimentazione dei malati, che nella maggior parte degli ospedali non corrisponde ancora ai risultati moderni della ricerca nutrizionale».

Lo stesso significato lo hanno le parole del grande studioso di dietetica giapponese N. Katase (Osaka):

> «Partendo dal fatto che l'alimentazione dirige la vita e la salute, il primo compito della ricerca medica è quello di studiare profondamente l'influenza dell'alimentazione, cioè delle sostanze nutritive,

sull'organismo vivo. Soltanto quando le influenze dell'alimentazione degli uomini saranno state studiate con esattezza, si potranno chiarire anche gli effetti sull'organismo umano; si potrà allora creare una valida base per le misure profilattiche e dare una indicazione per le misure terapeutiche».

Notiamo qui il grave compito conferito al nuovo medico. Per colmare la grave lacuna tra l'alimentazione usuale e le nuove conoscenze, egli deve far sue, con un lavoro instancabile, queste nuove conoscenze e tradurre poi in pratica ciò che ha scoperto, in ogni caso si tratta di una fatica di Ercole.

4.
LA SOLUZIONE DEL PROBLEMA DELL'ALIMENTAZIONE

Rivalutazione del valore nutritivo – Insalubrità di un'alimentazione errata – Malattie dovute alla cattiva nutrizione Alimentazione terapeutica.

Finora la scienza dietetica aveva giudicato il valore energetico dell'alimentazione secondo il calore di combustione, cioè secondo le quantità di calorie, dunque soltanto in modo quantitativo. La misurazione delle calorie aveva portato al riconoscimento della validità, in campo nutrizionale, del primo principio sul mantenimento dell'energia. Con una autosoddisfazione comprensibile per tale cognizione, tuttavia con una conoscenza insufficiente del problema energetico si sopravvalutava la quantità di calorie e per decenni si fondarono su questa base le valutazioni mediche dell'alimentazione. Nessuno si avvide che in questa misura di valore mancava il principale: la qualità energetica. Nessun scienziato notò che tutto ciò che avviene nella natura risponde ad un'altra legge molto più importante: al secondo principio della teoria energetica, anche chiamato principio di Carnot-Clausius; e che soltanto attraverso questo principio si poteva capire la qualità e dunque anche il vero valore nutritivo dell'alimentazione. Vi era dunque una netta lacuna nel fondamento della teoria dell'alimentazione, ciò che conduceva ad errori ed a false valutazioni.

Così la teoria dietetica basata su questa lacuna fu la causa di azioni errate nel trattamento dietetico dei malati, ma anche riguardo le disposizioni per l'alimentazione di persone sane, da parte mia, durante i primi anni di pratica, e da parte di tutti gli altri medici. Un'azione errata nel campo dell'alimentazione porta regolarmente a degli insuccessi, le cui cause vengono ricercate altrove, poiché sono regolari. Come dissi nel capitolo precedente, fu per me una combinazione fortunata se quale giovane medico presi coscienza dell'insufficienza in campo dietetico e proprio quando non vi era ancora una ricerca nel settore nutrizionale. Allora fu per me una delusione dolorosa, vedere che la mia dietetica, nata da uno studio coscienzioso, si rivelava dannosa piuttosto che efficace. Ancor maggiore fu la mia delusione quando i miei studi basati sulla letteratura scientifica dell'alimentazione non mi diedero nessun aiuto.

Riguardo il problema dell'alimentazione mi trovavo dunque in una situazione in cui dovevo decidere se il divenire del nuovo medico si fosse o meno compiuto in me. Delle osservazioni analoghe compiute su me stesso e su parenti e pazienti aumentarono le mie esigenze di una conoscenza più approfondita. Spinto da tale esigenza iniziai a studiare la fisica, la chimica, la chimica fisica e energetica. Per molti anni dovetti cercare e studiare senza sosta, prima di vedere chiaramente che la soluzione dell'enigma sarebbe stata possibile adottando il secondo principio della teoria energetica, quella legge naturale finora ignorata nello studio della dietetica.

Il secondo principio mi insegnò a valutare l'energia nutrizionale secondo la sua qualità, cioè secondo la sua organizzazione. Mi insegnò che questo valore organizzativo rappresenta la qualità decisiva dell'alimentazione, poiché indica il potenziale d'azione. Questa era una misura completamente diversa dalla quantità di calorie. Essa fissa la quantità utilizzabile di calorie. Carnot, lo scopritore del secondo principio aveva detto a suo tempo: «Il mare terrestre contiene una larga somma di calorie, tuttavia non sono utilizzabili».

Tutte le qualità energetiche hanno delle quantità e delle misure ordinative. La misura ordinativa dell'energia termica è la temperatura, la misura ordinatica dell'elettricità sono i volt o il potenziale elettrico (potenziale d'azione). Perché nessun scienziato non aveva mai pensato che l'alimentazione, quale energia, deve avere anche una misura ordinativa? Come la temperatura o la forza volt, e che questo qualcosa è decisivo per l'azione dell'alimentazione? Naturalmente questo qualcosa è molto più complicato nell'alimentazione che non nel calore o nell'elettricità, anche perché nell'alimentazione si procede alla luce della direzione dei principi vitali.

Rimane tuttavia sorprendente il fatto che ci si sia finora limitati a vedere questo miracolo dell'energia organizzata per servire la vita, soltanto quale quantità di calorie, strano che una tale superficialità abbia potuto vigere in medicina senza essere mai stata messa in discussione per decenni. Tali fatti avrebbero dovuto rendere una persona più attenta e modesta.

Il secondo principio mi tormentò con la domanda: qual'è l'essenza dell'energia nutritiva, quale l'organizzazione, quale il suo potenziale d'azione? La soluzione a questi quesiti occupò gran parte del mio lavoro. Descrivendo troppo dettagliatamente i risultati raggiunti nei miei esperimenti, metterei a dura prova la pazienza dei miei lettori. Colui che si interessa di questo, legga il mio libro indicato sopra

«Sull'essenza e sull'organizzazione dell'energia nutrizionale e sull'uso del secondo principio della teoria energetica nel valore nutrizionale e l'azione dell'alimentazione».

Qui non posso che accennare brevemente ad alcuni dati di fatto:

L'organizzazione energetica è identica a quella della luce solare. E' un discendente dell'energia la più organizzata presente nel cosmo, cioè l'energia nucleare interna. Quest'ultima si trasforma all'interno del sole in raggi d'energia e lascia la superficie solare sotto forma di luce.

Di questi processi ci parlano l'ingegneria nucleare, la fisica nucleare, i processi del nucleo solare e le relazioni di scambio tra gli elettroni dell'atomo, le molecole e i raggi solari. Imparammo che gli atomi sono formati da protoni, neutroni, elettroni; che questi elementi sono cariche elettriche unitarie; che in ultima analisi la materia è composta da oscillazioni dell'etere. All'atomo si riconosce un nucleo e una miriade di elettroni che vi circolano attorno, appunto chiamata nuvola di elettroni. Il nucleo atomico è formato da protoni, neutroni e da una parte di elettroni. Nella nuvola di elettroni circolano gli elettroni liberi in distanze ben calcolate ma variabili (involucri) rispetto al nucleo, a velocità altissime attorno a quest'ultimo. Le distanze degli involucri elettronici rispetto al nucleo corrispondono a diversi livelli di energia; l'involucro più vicino al nucleo corrisponde al livello energetico minore.

Riguardo la formazione della luce solare l'astrofisica ci insegna: nel nucleo dell'astro solare vi è una forte pressione e una temperatura di 10 milioni di gradi Celsius. Qui gli elettroni vengono proiettati al di fuori della fascia atomica, girano nella zona colma di residui atomici, vengono ripresi da nuclei atomici, sganciando ogni volta un raggio X. Mentre un raggio X tocca nuovamente un atomo sgancia a sua volta un elettrone dalla fascia. Ci si deve immaginare questo fenomeno moltiplicandolo all'infinito. Con l'allontanamento dal nucleo solare, cioè l'avvicinamento alla superficie solare, la pressione e la temperatura diminuiscono e così intervengono dei cambiamenti in questo processo. Gli elettroni non vengono più proiettati fuori dalla fascia ma soltanto negli involucri lontani dal nucleo atomico, cioè vengono innalzati ad un livello energetico maggiore. Presto avverrà che l'elettrone, dal suo nuovo livello energetico, dal suo involucro lontano dal nucleo ritorna nell'involucro vicino al nucleo ad un livello energetico minimo, ed ora l'atomo non proietterà più un raggio X ma bensì un raggio di luce. Alla portata di questa proiezione corrispondono la lunghezza d'onde e la frequenza delle oscillazioni del raggio di luce. Siccome vi sono molte differenze tra le diverse proiezioni, nascono differenti raggi di luce, che il nostro occhio percepisce come diversi colori sulla faccia visibile del sole, dal rosso cupo al rosso porpora. L'ultima trasformazione dell'energia atomica interna in raggi di luce avviene sulla superficie solare ad una temperatura di 6000 gradi Celsius.

La particella del raggio di luce proveniente esattamente da una data proiezione d'elettroni si chiama fotone o quantum-luce. Secondo i colori i quanta-luce si differenziano tra lunghezze d'onda e numero d'oscillazioni. Le lunghezze d'onda e il numero d'oscillazioni indicano l'ordine e l'organizzazione cioè il potenziale del quantum-luce. I raggi X hanno un ordine maggiore dei raggi di luce, pertanto anche un maggior potenziale, una maggiore capacità d'azione tanto forte da distruggere la vita. Qui vediamo chiaramente che vi è una relazione tra le temperature d'origine e il potenziale di quanta. I raggi X si formano a 10 milioni di gradi Celsius, i raggi solari a 6000 gradi Celsius. I raggi posseggono però quel potenziale d'azione di cui la vita ha bisogno.

Il quantum-luce e le proiezioni di elettroni sono forze energetiche equivalenti, sono per così dire identiche. Una volta captato un quantum-luce esso diventa un nuovo livello d'energia dell'elettrone; il ritorno dell'elettrone al vecchio livello diventa un quantum-luce emesso. Se però l'atomo, ossia la molecola ha assorbito dei quanta-luce, cosicché la sua nuvola di elettroni gira in fasce lontane dal nucleo – in altre parole è carica di luce – anche il suo stato è cambiato. E' più ricco d'energia. Si trova in uno «stato di stimolo». Con la scoperta di tali processi i noti fenomeni dell'assorbimento e dell'emissione della luce attraverso la materia ottennero una spiegazione sufficiente.

Le sostanze sono formate da molecole, le molecole da atomi, gli atomi da un sistema ordinato delle oscillazioni dell'etere terrestre. Ogni materia ha il suo proprio ordine e la sua propria nuvola di elettroni atta ad assorbire una data scelta di quanta-luce passando così allo stato di stimolo e rimandando, a date condizioni, la luce assorbita. L'analisi spettrale ci dà delle informazioni riguardo queste relazioni di luce nella materia. Riconosce alla luce emanata, allo spettro, ogni singola materia, ogni elemento, ogni relazione.

Così vediamo il quantum-luce sottoforma di raggio come uno spruzzo che si muove nell'etere, un'altra volta come livello energetico fissato nella materia, apparentemente paralizzato. Tuttavia questa paralisi è soltanto illusoria. Infatti anche la materia rigida ha un grande movimento, un sistema ordinato di oscillazioni cosmiche, ma soltanto in zone limitate. I quanta-luce sono intervenuti in questo sistema producendovi una calcolatissima variazione del movimento. Ecco perché i quanta con le loro lunghezze d'onda e le loro frequenze, con i loro potenziali di luce sono sempre ancora come gli spruzzi nel cosmo anche se scompaiono, poiché la materia li ha assimilati. Impariamo a capire: vi sono degli stati della materia carichi di luce, di stimoli, apparentemente luce paralizzata nella materia, e ciò in tutti i colori. Questa luce può però lasciare la materia, può emanare o subire altre modifiche.

La forza energetica della luce solare, paragonata alle forze energetiche di cui l'uomo dispone, una forza enorme, corrisponde ai 6000 gradi Celsius della superficie solare. Ciò che raggiunge la superficie terrestre diventa in gran parte una sorgente di energia per i vivi. 6000 gradi Celsius significano una grande organizzazione energetica della luce solare. Con una stessa forza potenziale la luce ha però un'altra forma, un altro carattere che non il calore. Con la sua formazione proveniente da una lunga gradazione di quanta si armonizza con la gradazione di tutte le proiezioni possibili di elettretoni presenti nella materia, avente delle relazioni scelte con le nuvole di elettroni di tutti i noti 92 elementi e tutte le possibili combinazioni di molecole, la luce è di una utilità incomparabile per l'intero regno fisico e chimico del mondo. I raggi solari sono delle onde elettromagnetiche; vi troviamo riunite l'essenza dell'elettricità e l'essenza del magnetismo. Tutti conoscono ormai i miracoli che si possono realizzare con le onde molto più grezze delle stazioni radiofoniche. Tuttavia non si sono ancora studiati sufficientemente i grandi miracoli che si possono fare con la luce quando la vita se ne serve.

Questa luce solare non è altro che l'organizzazione energetica, con cui la vita crea ciò che noi chiamiamo alimentazione. E qui inizia l'indescrivibile, il sovrumano, il mistero sul divenire della vita e dell'alimentazione: l'organizzazione biologica!

L'organizzatore è il genio creatore, – come dice Buttersack: «l'ingeniere metafisico». Se riteniamo esatti i precedenti della storia della creazione, la sua azione inizia con il germoglio del seme di grano seminato nella terra e irradiato dal sole. Circa venti elementi, alcuni combinati, vengono presi dal terreno e all'aria e mutati nella pianta in sviluppo attraverso l'assorbimento di quanta-luce, in materie e forme eterogenee della sostanza viva del corpo della pianta. Secondo un piano conscio della meta, con delle conoscenze e delle facoltà complete, il nostro ingeniere interviene e lavora il suo «materiale» con una scelta qualitativamente e quantitativamente sicura. Conosce la nuvola di elettroni di ogni elemento e di ogni combinazione, sa raccordarle con una carica di quanta-luce esatta, cosicché delle combinazioni come acido carbonico (CO_2) e acqua (H_2O) si distaccano facendo tuttavia nascere, assorbendo altri quanta-luce una lunga serie di combinazioni e di insiemi miracolosi nuovi, pieni di energie, sulla cui costituzione e qualità ci parla una scienza inesauribile, la chimica organica.

Ho molto riflettuto su questo fenomeno. Arrivai ad un risultato così nuovo e semplice che debbo metterci tutto il mio coraggio per dirlo, cioè:

Tutte queste materie e forme organiche come le proteine, gli idrati di carbonio, le materie grasse, i colloidi, ecc., che il nostro ingeniere ha tratto dal materiale citato per far nascere delle piante vive, con frutti e semi, sono degli intrecci artisticamente e opportunamente riuniti di quanta-luce, scelti attraverso la nuvola di elettroni degli elementi usati; sono accumulatori di luce solare organizzati per servire la vita. Ovviamente le formule costitutive chimiche e i pesi molecolari di queste materie sono di altissimo valore, ma il loro pieno valore lo raggiungeranno soltanto allorquando con il loro aiuto si potrà osservare il loro tessuto di quantum-luce.

Da questo punto di vista gli esseri viventi sono forme di luce e poiché il nostro cibo è composto da organi di esseri viventi, anche questi saranno forme di luce. L'energia nutritiva non è tuttavia composta da unità di calore, da calorie, ma da composizioni di quanta-luce. La luce è la forza motrice della vita per la fauna e per l'uomo che la traggono indirettamente dalla flora.

Le parole del grande fisiochimico Wilhelm Ostwald: «con le piante ci nutriamo di energia solare», corrispondono alla verità.

Se il risultato delle mie riflessioni è giusto allora le quantità-luce contenute negli alimenti dovrebbero liberarsi nei tessuti dopo il loro consumo, e persino ridivenire visibili sotto forma di raggi di luce. Questa prova è stata data dal Dott. George *Crile* nel Cleveland (Ohio) dopo che *Gurwitsch*, uno scienziato russo, ebbe scoperto dei raggi di luce nella sostanza viva. Crile potè dimostrare

> «che il protoplasma animale emetteva dei raggi di luce di differente lunghezza d'onda, alcune talmente corte e dunque tanto potenti quanto quelle emesse dal sole. La stessa legge deve valere per gli organismi vivi, e cioè la radiazione solare immagazzinata deve venir liberata dalla sua prigionia nell'atomo. Le radiazioni così emesse creano l'energia che organizza e aziona gli esseri viventi.
>
> Il sole ‹splende› nel protoplasma animale e vegetale».
>
> «Secondo Crile» – dice il relatore del ‹Times›, «gli esperimenti da lui condotti in collaborazione con i suoi assistenti dimostrano che ‹l'energia dell'organismo animale è data dalla riemissione di energia solare ottenuta ingerendo cibi vegetali›».

Crile espose i risultati dei suoi esperimenti per la prima volta il 25 novembre 1934, tenendo una conferenza davanti ad un congresso scientifico. La mia prima pubblicazione avvenne nel 1904. Per 30 anni fui solo.

Con la formazione di accumulatori di luce, l'attività organizzativa dell'ingeniere metafisico non è però conclusa. Vuole creare una organizzazione che non contenga soltanto l'energia motrice ma che ne renda pure possibile l'uso giusto attraverso le cellule vive, che diriga le scariche degli accumulatori di energia, sia d'apparecchi d'accensione e da macchine produttrici che da regolatori, da attivatori, da indicatori di direzione, ecc. Così crea proteine, sostanze grasse, idrati di carbonio, combinazioni di sali minerali, vitamine, ormoni, enzimi, sostanze per lo sviluppo, ecc., aiutandosi con le quantità-luce. La cosa più meravigliosa in tutto ciò è pero che questi sistemi completamente diversi previsti per un simile movimento vitale si formino sulla base di un ben noto piano d'equilibrio in quantità correlative. Mentre alcuni calcolano in grammi, altri calcolano in milligrammi e altri ancora in frazioni di milligrammo. Ma queste particelle sono essenziali per servire il tutto; altrettanto importanti che le quantità mille volte più grandi delle altre. Si potrebbe ancora parlare a lungo di questo miracolo.

Vorrei soltanto aggiungere che il complesso di questi sistemi e di queste sostanze è disposto, ordinato e suddiviso secondo un piano logico nelle zone dell'organo vegetale in sviluppo, cosicché soltanto l'organo finito sarà l'unità e la completezza dell'organizzazione biologica; dal punto di vista nutritivo una integrale. Così nel grano i portatori d'energia sono nei grani da farina, le macchine produttrici e le sostanze per la crescita nell'embrione, le combinazioni minerali e le vitamine si trovano però piuttosto sotto la buccia del frutto, ecc.

Vorrei paragonare un tale organo vegetale, o integrale nutritiva, ad un esercito organizzato, formato armoniosamente da tutte le qualità d'armi, con tutte le armi, le macchine da guerra, e pieno di munizioni. Soltanto un simile esercito può lottare validamente, soltanto una simile integrale nutritiva può nutrire in forma completa.

A questo punto vorrei sottolineare brevemente l'importanza della qualità del terreno, della fertilizzazione e della durata delle radiazioni solari per la validità, la «salute», la forza difensiva contro i parassiti, e così anche per il valore nutritivo dei prodotti. Purtroppo anche qui si pecca rovinando l'opera dell'ingeniere, invece di collaborare con comprensione.

Vediamo che l'organizzazione energetica da ai prodotti della terra, di cui si nutrono l'uomo e il mondo animale, le forze potenziali massime corrispondenti alla luce solare di 6000 gradi centigradi. Queste forze rendono possibili nei piccoli laboratori delle cellule nutrite, degli effetti che nei nostri laboratori chimici sono soltanto possibili a 3–5000 gradi centigradi. Per spiegare tale effetto Crile si vide costretto a sostenere che all'interno del protoplasma cellulare vi sono dei «punti scottemi» egli li chiama soli o «radiogeni» con una temperatura di 5000–6000 gradi centigradi. L'organizzazione biologica dà agli stessi prodotti naturali o derrate alimentari la facoltà per servire la vita, ossia il potenziale d'azione sottoforma di alimento.

Si potrebbe certamente ancora parlare a lungo delle miracolose costruzioni delle sostanze nutritive citate, delle infinite variazioni e sfumature, differenze di carattere e di effetti; ma questo è persino per il chimico-fisiologico un campo non ancora totalmente sfruttato, ciò che ci lascia immaginare la quantità di artifici e di fotoni che possono venir creati. Questo però oltrepassa i limiti del mio trattato. A priori quello che è stato detto ha svelato l'essenza e l'organizzizione dell'alimentazione: il problema della nutrizione è risolto.

In seguito alla suddetta differenziazione organizzativa ogni qualità di pianta, ogni organo vegetale, ogni forma di foglia verde o di frutto hanno la loro particolarità e dunque anche un loro specifico potenziale d'azione.

Ogni specie animale ha il suo bisogno riguardo l'organizzazione della sua alimentazione. Anche l'uomo ha le sue esigenze rispetto ad una alimentazione organizzata specificamente, cioè il suo organismo richiede una combinazione di alimenti consona alla sua natura.

Le piante crescono meglio nella terra la cui combinazione soddisfa i propri bisogni. Gli animali vengono guidati dal loro istinto laddove vi è un alimento corrispondente alle loro esigenze. Le loro esigenze nutritive corrispondono alla forma dei loro organi nutritivi e digerenti. I naturalisti li hanno classificati secondo la loro scelta istintiva dei cibi e la struttura dentaria in erbivori, frugivori, onnivori e carnivori. Tutti gli scienziati seri senza pregiudizi dichiarano che l'uomo, secondo la sua struttura dentaria e l'apparato digerente è frugivoro. Questa classifica scientifica, sicura e irrefutabile viene soltanto contestata, non contraddetta, dai sostenitori e dagli ammiratori dell'alimentazione a base di carne, che formano la maggioranza dei paesi civilizzati. Il «troppo umano» tratta la scienza e la verità a suo piacere.

E' chiaro che anche per l'organismo umano esiste una organizzazione dietetica dettata dalla natura, adeguata alle sue esigenze e che soltanto con questa organizzazione può raggiungere una salute e una facoltà d'azione ottimale. Urge dunque che medicina e medico conoscano questa organizzazione adeguata dell'alimentazione umana, poiché ogni deviazione può causare una perdita sul piano della salute e della energia. Questa situazione dà un grande peso al fatto che la dentatura e gli organi digerenti umani hanno una struttura prettamente frugivora; un fatto fondamentale per l'alimentazione umana. La validità di tale concetto può venir provato. Secondo questa teoria il ritorno ad un'alimentazione essenzialmente frugivora dovrebbe riequilibrare la salute e le energie, laddove attraverso un'alimentazione relativamente disorganizzata si sono prodotte delle perdite sul piano della salute e delle energie. Questa esperienza io l'ho condotta per più di 40 anni su migliaia di pazienti. I risultati furono sorprendenti.

Così posso dire: il mondo nutrizionale frugivoro da all'organismo umano un'organizzazione dietetica adeguata. Questo è molto importante perché l'alimentazione di questo settore possiede la più alta organizzazione energetica e biologica che sia conosciuta dalla scienza.

L'organizzazione dell'energia nutrizionale raggiunge il massimo grado nelle piante, nel corpo animale la luce solare viene captata soltanto in misura decrescente, si crea dunque un nuovo valore. Però nel corpo animale, sul piano della formazione delle cellule, dei tessuti e degli organi, avviene una riorganizzazione secondo uno speciale piano di equilibrio. A questo proposito è dunque molto istruttivo osservare in che modo gli animali carnivori sanno soddisfare le loro esigenze organizzative. Il loro bisogno va anzitutto al sangue della preda, dopo alle interiora ancora piene, poi vengono il grasso e gli ossi e infine la carne dei muscoli. L'allevamento di giovani leoni non riesce se si dà loro soltanto della carne con l'osso. Riesce solo nutrendoli con dei piccoli animali ancora vivi. La carne non può dunque soddisfare i bisogni nutritivi della belva, ancor meno però le esigenze dell'uomo. Più carne vi è nell'alimentazione, più grande sarà lo squilibrio della sua composizione.

Supponendo che la visione finora sviluppata riguardo l'essenza e l'organizzazione dell'alimentazione sfida ogni critica scientificamente qualificata, arriviamo a due leggi ordinative fondamentali per l'alimentazione dell'uomo:

1. legge organizzativa

All'organismo umano il creatore ha destinato un campo nutritivo di alto valore organizzativo, e dunque con un altissimo potenziale d'azione energetica e biologica. Questo campo nutritivo racchiude, in un miscuglio adatto e saporito, tutti gli organi vegetali ingeribili al loro stato naturale. L'unica eccezione ancora apparente è rappresentata dal latte materno per il neonato.

2. La legge dell'equilibrio armonioso nella composizione dell'alimentazione

L'organismo umano ha bisogno di differenti fattori nutritivi in un dato equilibrio armonioso, in relazioni quantitative corrispondenti o correlazioni. Questo equilibrio il neonato lo trova in parte nel latte di una madre equamente nutrita, in parte in riserve proporzionate di fattori nutritivi che gli vengono dati per un certo periodo della sua vita. Dopo il periodo dello svezzamento l'alimentazione corrispondente alla legge ordinativa procura all'essere umano dei fattori nutritivi giustamente equilibrati. Intendiamo per diversi fattori nutritivi tutte le sostanze nutritive principali (proteine, grassi e idrati di carbonio), tutte le combinazioni di sali minerali necessarie, tutte le vitamine e gli ormoni nutritivi, tutti gli enzimi, le sostanze per lo sviluppo, gli attivatori, i sistemi redox riversibili e irriversibili, e tutto ciò che la ricerca potrà ancora scoprire nell'ambito dei fattori nutritivi. Siccome il latte materno è destinato al periodo di maggior sviluppo e di maggior bisogno di sostanze per la crescita, la sua composizione dimostra che l'organismo umano, come già diceva *Rubner,* è programmato per un apporto di proteine in piccole quantità, in proporzioni vegetabili.»[2]

Quando ebbi riconosciuto due delle leggi ordinative degli effetti nutritivi, notai che l'alimento ideale per l'uomo è composto da organi vegetali freschi, da frutta, noci, semi, germogli e legumi verdi. Questo corrisponde ad una rivoluzione sul piano nutrizionale. E' profondamente in contrasto con l'alimentazione tipica dei paesi moderni. Basandosi su delle cattive esperienze, e forse a ragione, si potrebbe dire che l'uomo attuale sopporta male una simile alimentazione. Nell'arte culinaria altamente progredita si vedrà un grande «progresso» e forse dei vantaggi. Ma non si saprà, né si vorrà sapere, che l'uomo moderno, proprio perché segue

---

2 Il latte materno, nutrimento del periodo di maggior sviluppo, contiene soltanto 7,3 % delle calorie sotto forma di proteine.

quest'arte culinaria altamente sviluppata e viola altre leggi ordinative, è talmente indebolito e degenerato nella dentatura e negli organi digerenti, che ha bisogno di conoscenze speciali e di artefici per rientrare nell'ordine nutrizionale naturale. Procedendo opportunamente ho potuto constatare durante la mia lunga esperienza pratica, la superficialità di tali obiezioni. Persino per l'organismo malato un'alimentazione equilibrata e organizzata può essere sopportabile. E' stato dimostrato che una tale nutrizione può sconfiggere la degenerazione attuale con dei processi rigeneratori e che possiede inoltre un potenziale terapeutico sorprendente. Una grave riflessione renderà accessibile questi effetti.

L'organizzazione naturale dell'alimentazione non può essere aumentata o diminuita da fattori arbitrali, al contrario ogni variazione volontaria o arbitraria delle sostanze nutritive può causare un indebolimento dell'organizzazione, una diminuzione del potenziale d'azione, cioè la disorganizzazione. Tali variazioni dello stato delle sostanze nutritive subentrano durante e dopo la morte, durante l'immagazzinamento, l'essiccazione, l'avvizzimento, la fermentazione, o la decomposizione e – last but not least – attraverso il calore durante la cottura a vapore, al forno, con la frittura, la sterilizzazione.

L'equilibrio armonioso di diversi fattori nutritivi, proprio della natura dei vegetali usati dall'uomo non può essere migliorato arbitrariamente, ma può però essere distrutto da diverse azioni. Queste azioni vengono condotte in massa e ignorandone le conseguenze. Cito: fertilizzazione errata del suolo, sbucciare mele e pere togliendovi pure il torsolo; togliendo l'embrione e la zona marginale dei cereali per fare la farina bianca e il pane bianco, togliendo le scorie al riso; la estrazione di zucchero puro dagli organi vegetali zuccherosi; l'aggiunta di grandi quantità di proteine ai pasti giornalieri con carne, organi glandolari, uova, formaggi, grandi quantità di latte di vacca; l'aggiunta esagerata di grassi, di sale da cucina o persino di prodotti chimici (salnitro, acido borico, acido benzoico, acido salicilico, ecc.); scottando i legumi in cucina.

Con l'intervento del sistema nervoso subentrano degli squilibri specifici usando gli alcaloidi (tè, caffè, cacao), ingerendo bevande alcooliche e sostanze narcotiche.

Questo breve elenco basta per convincere colui il quale sa riflettere, che l'alimentazione attuale dei paesi civilizzati è altamente disorganizzata e squilibrata, che la loro nutrizione a base di simili cibi – come dice Me Collum – corrisponde ad un esperimento su scala internazionale, le cui conseguenze distruttrici vengono oggi alla luce. Quest'alimentazione così degenerata è la ragione più comune e seria di malattie fisiche psichiche e di degenerazione costituzionale. Con tutti gli eccessi, caldamente consigliati, di proteine, di idrati di carbonio e di grassi, quest'alimentazione non potrà mai rispondere alle esigenze d'organizzazione e d'equilibrio del corpò, poiché mancano le quantità parallele di potenziali, sali mincrali e vitamine.

Tuttavia, prima di addentrarmi nel campo di queste conseguenze vorrei sottolineare che l'organismo umano possiede una certa facoltà d'adattamento ai valori nutritivi depauperati, variabile però da individuo ad individuo, poiché a causa delle generazioni erroneamente nutrite è già insitamente indebolita nei discendenti. Questa facoltà di adattamento conferisce all'individuo i limiti d'elasticità entro i quali la salute si mantiene anche con un relativo numero di violazioni. Al di là di questi limiti inizia il regno della malattia.

A causa di queste facoltà d'adattamento sembra che una alimentazione è ancora sana se composta da: 1. una gran parte di cibi vegetali freschi; 2. da cibi vegetali cambiati al calore ma non squilibrati, come legumi in conserva, cibi di cereali completi, pane integrale, ecc; 3. una dose misurata di latte di vacca, formaggio, burro e un ancor più parco uso di uova. Ci si domanda se un pasto di carne d'ogni genere o di pesce ogni giorno di festa, come tra i nostri antenati, possa alla lunga essere innocuo. Ciò che oltrepassa questi limiti porta con il tempo a squilibri interni a cui è legato un continuo peggioramento della salute. Possono passare anni, decenni, generazioni durante i quali questo peggioramento si effettua lentamente e silenziosamente, ma presto o tardi la salute degenererà, nei migliori dei casi in malattie croniche ma sovente anche in alterazioni costituzionali o in sofferenze inguaribili e maligne.

Con degli esperimenti effettuati su animali, nutrendoli con cibi disorganizzati e mal equilibrati si è potuto osservare nel frattempo una degenerazione fino allo scoppio delle malattie. Me Collum lo chiamò «zona crepuscolare dell'instabilità nutrizionale» (the twilight of nutritional instability). Ma in questa zona crepuscolare non vivono soltanto i topi, le cavie, i conigli, i colombi, le galline, i maiali e i bovini dell'esperimento nutrizionale: in questa zona crepuscolare vive oggi l'intera umanità! Questo dato di fatto è in sé già così orribile e i rimedi esigono tali misure drastiche, che non soltanto scompare il coraggio di constatarlo ma anche ogni iniziativa degli esperti viene così paralizzata e soffocata.

Il fatto che l'umanità viva in una zona crepuscolare – io chiamo questo periodo «salute gravida» – è facilmente riconoscibile e «diagnosticabile» poiché una serie di sintomi nascono da questo processo di degenerazione, fra questi citerò soltanto i più salienti. Questi sintomi sono la pigrizia intestinale (costipazione), la carie dentaria, la bulimia o la mancanza di appetito, il bisogno di stimolanti o di droghe, la stanchezza anormale, la carenza d'iniziativa e di costanza, stanchezza dopo il sonno invece di freschezza, diminuzione delle forze difensive contro le infezioni, dunque tendenza a raffreddamenti, angine, catarri delle vie respiratorie, influenza, emorroidi, vene varicose, danni capillari e disturbi cardiaci, squilibri delle funzioni e dell'armonia nel sistema glandolare endocrino (artrite), emicranie, asma, febbre del fieno, infiammazioni cutanee di natura non infettiva come eczemi e psoriasi, disturbi al fegato, calcoli (polmonari e biliari), malumori, stizze, nervosismo, ecc.

La pigrizia intestinale porta alla sepsi intestinale con avvelenamento sanguigno (tossemia intestinale), cosicché l'intestino diventa un focolaio infettivo di gravissima specie per tutto l'organismo.

La carie dentaria porta all'otturazione e alla devitalizzazione dei denti, il cui trattamento provoca molto spesso la formazione di focolai settici nelle mascelle e nelle radici. Questi focolai sono la causa d'inguaribili, e oggi molto comuni infezioni del corpo, quali la sepsi orale, da cui nascono le più gravi malattie. Le stesse conseguenze vengono da focolai purulenti (ascessi) della piorrea alveolare, la paraden-tosi, altra causa dell'alimentazione sbagliata.

Altri focolai infettivi come la tonsillite, gli ascessi mascellari, la sinusite hanno le loro radici sia nel deterioramento del corpo a causa di una nutrizione errata, sia nelle conseguenze laterali delle infiammazioni intestinali e dentarie.

Sulla base di un'alimentazione errata e delle sue cause patogene secondarie, fioriscono come rose su un letamaio, delle malattie croniche e spesso inguaribili della razza umana.

L'alimentazione sbagliata fa di per sé nascere, dopo la zona crepuscolare, un numero infinito di malattie e di danni costituzionali la cui illustrazione riempirebbe dei volumi. Con la disorganizzazione e lo squilibrio dell'alimentazione nascono le malattie dovute a carenze o ad eccessi: l'acidosi, l'alcalosi, la miopia, la cateratta e il glaucoma; malattie del sistema osteo, del sistema vascolare, del sistema nervoso, della cute, del sistema delle glandole secretive; la demenza, la predisposizione a malattie infettive in seguito all'indebolimento delle forze di difesa dell'organismo e ancora altre, come la suscettibilità nervosa, i malumori, l'isterismo, la stanchezza di vivere. Si pensa persino già che delle gravi malattie del sistema nervoso e persino le cosiddette malattie mentali provengono dalla nutrizione sbagliata.

Se le conseguenze delle suddette cause patogene secondarie si uniscono a quelle dell'alimentazione sbagliata e se si aggiungono su questo piano suscettibile anche le infezioni attraverso microbi, i danni patogeni e le forme di malattia crescono all'inverosimile. Nascono soprattutto quelle malattie disastrose come le malattie reumatiche, la sepsi strisciante, le ulcere dell'apparato digerente, le malattie del fegato e dei reni, la colibacillosi, la pielite, la colecisti, le malattie cardiache e arteriali, le malattie della pressione arteriale, l'arteriosclerosi, i danni benigni e maligni per la procreazione (a-borti, sterilità, disturbi della gravidanza, parti difficili, neonati deboli o già ammalati, impossibilità d'allattamento, disturbi di crescita, infantilismo, ecc.). Non si deve dimenticare che anche l'intelligenza, il carattere e lo sviluppo psichico, ossia la maturazione dell'Io, può essere fortemente danneggiata da queste cause.

Ho notato che ci volle una lunga e seria ricerca, una grande riflessione e penetrazione per poter riconoscere e trarre delle conseguenze mediche da queste relazioni e dall'intero numero di situazioni. Vedevo nascere sempre più chiaramente da queste cognizioni delle indicazioni per le terapie e la profilassi. All'inizio della mia pratica non mi mancavano soltanto le cognizioni ma pure le indicazioni. Debbo oggi sostenere che il conseguimento dei due è uno dei compiti principali per il divenire del nuovo medico.

Perché? Poiché la somma di malattie, sofferenze e deterioramenti costituzionali, le cui origini sono dovute al complesso di cause suddette, hanno la supremazia nel mondo civilizzato.

L'alimentazione attuale dei paesi moderni, basata su carne, pane bianco, cibi a base di farina bianca, pochi legumi, molto zucchero, conserve, tutto ciò preparato con molto sale da cucina; narcotici e stimolanti, troppa poca frutta e legumi crudi, è un'alimentazione disorganizzata, in parte senza sali minerali, senza vitamine, completamente antinaturale e perciò la più comune e seria causa patogena del nostro tempo e come dice Me Collum, «di cui nessun popolo della storia abbia mai cercato di vivere».

Grazie alla mia lunga esperienza, posso dire il contrario riguardo quella nutrizione che corrisponde alle leggi d'organizzazione e d'equilibrio. Sotto la sua più severa forma, giustamente mescolata e calibrata, l'alimentazione vegetariana ha dimostrato un altissimo potere terapeutico. E' il *cibo terapeutico* per eccellenza. Niente più stitichezza e allo stesso tempo combatte la sepsi intestinale e le sue conseguenze, la tosseimia intestinale. Rida ai capillari il loro spessore originale, con cui possono guarire tutte le forme patogene dei tessuti e degli organi causate da serie infiammazioni. Ristabilisce gli equilibri chimici, colloidali e fisiologici; combatte sia l'acidosi che l'alcalosi. Rafforza il potenziale cellulare elettrico che era stato diminuito. Guarisce le avitaminosi e le ipovitaminosi, le allergie: emicranie, asma, febbre del fieno, eczemi, orticaria. Sorprendente e ancora poco noto è il suo influsso benefico sull'intero sistema delle glandole secretive. Rigenera e rassoda la forza difensiva contro le infezioni (influenza, tubercolosi, polmoniti, tifo) e protegge i sani. Previene la carie dentaria e la paradentosi, protegge e incita la procreazione in tutti i suoi processi. Una volta capita l'organizzazione biologica della luce delle piante medicinali e le loro relazioni con l'organismo umano, l'elenco di queste azioni salutari degli organi vegetali sarà seguito con più attenzione.

Laddove un'alimentazione errata era la causa della malattia, questa alimentazione, con i massimi potenziali, le composizioni più complete e un equilibrio adeguato all'organismo umano diventerà l'unica medicina valida. In una simile «terapia dietetica* le parole del grande *Ippocrate* si realizzano:

> «Che le vostre medicine siano i cibi, che i cibi siano le vostre medicine».

Ora però basta. Dev'essere stato certamente faticoso per il lettore sentir parlare tanto di alimentazione e di malattie. Tuttavia non era che un breve scorcio, un elenco incompleto di etichette contenute in quel cassetto dov'è celata tutta la scienza riguardo l'alimentazione e i suoi effetti. Sono riuscito a raggiungere la meta che mi ero prefisso, cioè schizzare loro un concetto dell'immenso campo di cognizioni dell'alimentazione, il quale si è appena aperto e che attende soltanto di essere adottato dal medico e tradotto in pratica? Sono riuscito a far capire – come dice Katase – almeno l'esatta cognizione degli effetti dell'alimentazione sull'organismo umano che dà al medico «la solida base per le misure profilattiche e le indicazioni per le misure terapeutiche?

Penetrare nella cognizione del campo nutrizionale significa una parte del divenire del nuovo medico, una grande ed importantissima parte. Per quanto io l'abbia potuta studiare, essa mi ha esposto il problema della nutrizione sotto una luce completamente diversa che non i miei studi di medicina seguiti precedentemente. Ebbi le stesse sensazioni degli scienziati per la nutrizione della nuova èra: fui meravigliato dalla superficialità delle nostre conoscenze riguardo la nutrizione come disse Me Collum:

> «Nel primo decennio del XX secolo nessuno ancora si era preso la pena di stilare un piano intel-leggibile per scoprire qual'era quella cosa contenuta in certe sostanze nutritive che le rendeva insufficienti e causava malattie, e cosa c'era in certi cibi che conferiva loro uno speciale valore terapeutico».

Parliamo ora dell'altra cosa.

5. TERAPIA ORDINATIVA

Dalle mie ricerche in campo nutrizionale dedussi che vi erano due leggi ordinati ve fondamentali, valide per la scelta e la composizione dell'alimentazione umana:

1. la legge ordinativa dell'energia nutrizionale

2. la legge sulla composizione armoniosa o della eucorrelazione di diversi fattori nutrizionali.

L'osservanza di queste leggi crea ogni giorno, attraverso l'alimentazione, nuova salute. La violazione di tali leggi porta immancabilmente al deterioramento della salute, alla malattia.

Quale prima causa citiamo la violazione delle leggi nutrizionali naturali valide per l'apporto quantitativo di cibi, per il trattamento di questi nella bocca, negli organi digerenti e nel metabolismo. La prima di queste leggi naturali, la terza nell'ordine delle nostre leggi ordinative, riguarda l'apporto quantitativo di cibi.

3. legge ordinativa: la legge economica dell'alimentazione.

L'organismo umano ha un certo bisogno nutrizionale, che si misura automaticamente al grado di attività. La fame e l'appetito regolano questo apporto. Un'alimentazione regolata copre il bisogno con quantità di cibo relativamente piccole, non invoglia affatto ad un ulteriore apporto, richiede un minimo di digestione che gli organi ben funzionanti possono effettuare facilmente. Anche il metabolismo avviene in modo ottimale con una tale nutrizione molto organizzata ed equilibrata, senza gravare sui numerosi organi e sistemi che vi partecipano (fegato, pancreas, glandole endocrine, sistema nervoso simpatico e centrale e circolazione). Il suo potenziale d'azione massimo conferisce alle cellule e agli organi la possibilità di grandi attività con una minima resistenza interna: così quest'alimentazione è il cibo protettore naturale del corpo e degli organi, ossia è un cibo profilattico e terapeutico per ogni malattia, qualsiasi nome essa abbia. Sotto il suo influsso costante osserviamo persino la rigenerazione di debolezze costituzionali congenite.

La conoscenza del valore salutare e terapeutico della nutrizione è qualcosa di completamente nuovo per la scienza medica, possibilmente ancor meno intesa che non le relazioni tra alimentazione errata e malattia, scoperta poco a poco dalla nuova ricerca dietetica degli ultimi tre decenni. All'epoca precedente, la ricerca medica delle cause patogene si basava prevalentemente sulla batteriologia. Oggi soltanto ci troviamo alle porte di una nuova èra, in cui l'attenzione dello studioso è rivolta agli effetti del mondo vivo o inanimato, cambiato artificialmente o naturalmente; è rivolta soprattutto all'influenza della nutrizione sull'organismo umano.

Per ogni malattia, ogni disturbo vi è un'unica e identica terapia dietetica, che dà all'intero organismo e ad ogni sua parte la massima vitalità e la massima forza di resistenza con un massimo di economia soltanto adattata, se necessario, alle speciali condizioni individuali; questo è un risultato difficilmente intelleggibile per la dietetica finora in uso, poiché la sua aspirazione, la sua ricerca e il suo desiderio erano dati da una speciale dieta per ogni forma di malattia. Non voleva nutrire l'unità di vita, il corpo, bensì la malattia. Curava il rachitismo con un eccesso di cibo, l'obesità diminuendone la quantità, le malattie renali sottraendo i sali, ecc. Quanto superficiale e miope apparirà questo punto di vista al futuro studioso.

Cosa succede però con l'economia dell'apparato nutrizionale, quando vi è uno squilibrio e una disorganizzazione, quando come oggi, in generale si ingeriscono delle quantità esagerate di proteine cotte, di grassi e di idrati di carbonio, ma quantità insufficienti di sali minerali e di vitamine? Vi è una sensazione di mancanza che porta l'uomo a mangiare esageratamente. L'organismo soffre con un apparente eccesso, si trova nella situazione di un cercatore d'oro che viene a contatto con una vena povera di metallo prezioso. Deve trattare molto materiale per scovare un granellino d'oro. La bulimia causa un aggravio degli organi digerenti e metabolici. I regolatori vengono strapazzati e vengono con il tempo danneggiati. Una nutrizione calibrata ripristina l'equilibrio. Nella equazione troppo-troppo poco la mancanza persiste e porta a tutti i possibili tentativi di sostituzione, all'aumento dei sali, a spezie forti, a stimolanti e a narcotici. Così la struttura malefica degli apporti degenera, si percorre la zona crepuscolare, la catastrofe è imminente.

Allo stesso tempo in cui l'alimentazione disordinata spinge l'uomo a violare la legge economica, essa lo porta anche a violare inconsciamente una ulteriore legge nutrizionale.

La quarta legge ordinativa: l'uso della bocca.

La bocca, con i denti, le glandole salivarie, l'organo gustativo, deve preparare i cibi per la digestione, li deve macinare, mescolare, con i fermenti della saliva, riconoscerne i segreti che li compongono aiutandosi con le papille gustative. Queste tre funzioni della bocca sono essenziali. Il giusto assaporimento agisce soprattutto attraverso un riflesso del sistema nervoso centrale, sulla scelta dei succhi da parte delle glandole dello stomaco. Molto dipende dal lavoro completo della bocca.

Numerose cause riducono però al minimo il lavoro della bocca. La cucina produce dei cibi inteneriti dalla cottura. Il grande mangiatore tende ad inghiottire delle grandi quantità. Pensa di far bene ingerendo dei cibi possibilmente molto concentrati e nutrienti. Il tempo per il pasto è breve. Inoltre avviene che l'alimentazione disordinata durante il periodo crepuscolare della «salute gestatoria» distrugge lentamente i denti diminuendo così anche la voglia e la facoltà di masticare. L'uomo inizia a mangiare in fretta, inghiotte bocconi non abbastanza masticati, insalivati e assaporiti. Un tale modo di mangiare diventa un'abitudine che un uomo volonteroso e avveduto potrà facilmente sormontare se guidato da un medico o dall'affanno.

Anche la violazione di questa legge ordinativa comune dei giorni nostri mina la salute del mondo moderno.

Infine tutti questi errori nutrizionali conducono alla violazione di una terza legge nutrizionale, la 5. legge ordinativa del nostro elenco, cioè:

5. la legge ordinativa del numero dei pasti.

Il processo nutritivo dell'organismo è tale da esigere *un* pasto giornaliero. Il processo digestivo e metabolico si compie allora completamente e ogni organo che vi partecipa ha il tempo di riprendersi. Lo stato tipico e innaturale di irritazione in cui si trova oggi l'uomo erroneamente nutrito, lo porta a consumare diversi pasti giornalieri, fino a cinque e ancora altri spuntini e bevande intermedie. Una paura inconscia di «denutrizione» domina oggigiorno la medicina e la umanità.

E' ovvio che un tale fatto disturbi sensibilmente il processo della digestione. Quando con il tempo la forza lavorativa degli organi digerenti cede, sia perché ammalati sia perché vi è una mancanza di appetito, allora si stimano ancora più necessari dei piccoli pasti ripetuti, soprattutto quando con il troppo e ripetuto mangiare anche il peso diminuisce. Può un cavallo stanco riprendersi se non lo si lascia mai riposare ma lo si sella continuamente per delle cavalcate?

I danni alla salute causati da un tale atteggiamento mi di-vennnero tanto più netti quanto più mi era possibile riportare gli ammalati e coloro che non avevano appetito, ad un unico pasto e due spuntini frugali osservando il risveglio dell'appetito e la guarigione.

La conoscenza di queste cinque regole ordinative rende ora possibile la stima dei disordini nutrizionali nella vita del malato che hanno collaborato all'alterazione della salute e infine alla malattia, dunque una constatazione che aggiunge alla solita diagnosi una nuova e importantissima componente. Questa diagnosi parziale si differenzia dalle altre poiché getta direttamente un ponte tra la malattia e la terapia. Ci dice chiaramente anche nel caso individuale in che cosa deve consistere una terapia nutrizionale equa: eliminando tutti i disordini, ritornando nel regno dell'ordine nutrizionale naturale. Soltanto un'alimentazione altamente organizzata, armoniosamente equilibrata, composta e preparata con gusto può essere terapeutica. Per alimentazione terapeutica io intendo però l'apporto economico di quei cibi masticati, insalivati e assaporiti coscienziosamente in un pasto principale e due spuntini giornalieri.

Vorrei soltanto accennare al fatto che spesso si intercala tra l'alimentazione errata e quella terapeutica un periodo di digiuno. Anche le vere cure di digiuno dovrebbero venir osservate e valorizzate dai medici.

Nell'alimentazione del nostro corpo altri due elementi inanimati rivestono un ruolo importante: l'aria e l'acqua.

Nel susseguirsi ritmico delle ispirazioni l'aria raggiunge l'interno, i polmoni, attraverso le sottili pareti delle vescicole polmonari e emocapillari fornisce il sangue, con l'ossigeno necessario per il consumo energetico – per la cosiddetta «combustione» delle sostanze nutritive. Nella successione ritmica di espirazioni i resti d'aria poveri d'ossigeno vengono rigettati nella massa d'aria circostante, portando con sé gli acidi carbonici espulsi dal sangue. Respirando in locali chiusi (soggiorno, camera da letto, scuola, ristorante, sala pubblica, ufficio, ecc.), dove molte persone sono riunite, l'aria si depaupera lentamente dell'ossigeno e aumenta il suo contenuto carbonico: l'aria diventa viziata. Mille volte si è detto alla gente che l'aria viziata è dannosa. Con ben poco successo. La maggior parte della gente ha paura dell'aria fresca, dei soffi d'aria. Persino laddove i medici si riuniscono, nelle sale di conferenza, negli ospedali, vi è spesso aria viziata. Questa umanità è carica di reumatismi. All'aria fresca esplode! Così aggiunge alla cattiva alimentazione anche l'aria viziata! Il crepuscolo dell'Occidente! Poveri polmoni, povero sangue!

Ma non è tutto. Un sangue povero, i veleni e la mancanza di movimento influiscono sul sistema nervoso centrale e sulla psiche. I movimenti respiratori diventano deboli – una continua depressione sovrasta l'umanità. Da questo nasce ciò che Nietzsche definisce con le parole seguenti:

> «Colui il quale ad esempio respira ogni giorno troppo debolmente (anche se ad un grado insignificante) portando troppa poca aria ai polmoni, cosicché non vengono esercitati né sforzati abbastanza, ne trarrà infine un danno cronico per i polmoni: in un caso simile l'unico rimedio è quello di fare l'esercizio contrario e farne un'abitudine. Ad esempio prendendo l'abitudine di respirare profondamente ogni quarto d'ora della giornata (possibilmente a supino sul pavimento; ci vorrà allora un orologio che scocchi i quarti d'ora). Queste cure sono lente e pignole; anche colui il quale vuole guarire l'anima deve riflettere sui cambiamenti anche delle abitudini minori».

Infatti oggi non mancano toraci piatti e malattie polmonari. Ma non si tratta soltanto dei polmoni quando si respira male o aria viziata, ne va della salute di tutto il corpo e anche della salute dell'anima. Quante volte si manca e si pecca! E questo sin da piccini. Lavoro per il nuovo medico!

L'acqua è la sostanza indispensabile per la soluzione dei processi vitali interni. Il corpo ha bisogno d'acqua anche per la pulizia e la regolazione termica. Con la sete indica che ha nuovamente bisogno d'acqua. Ogni cibo contiene acqua. Attraverso la loro combustione nei tessuti nasce una ulteriore quantità d'acqua. Un'alimentazione altamente organizzata ed equilibrata con il suo contenuto acqueo e la produzione di acqua durante la combustione copre il bisogno di liquido se non vi è bisogno di sudorazione per regolare il calore, cosicché non vi sia una sensazione di sete. La carne così come i cibi salati richiedono un'aggiunta supplementare di acqua. Tali cibi danno sete. Qualsiasi siano le condizioni in cui nasce la sete, per spegnerla è necessaria l'acqua fresca, acqua sana e fresca, null'altro. Alcuni noti igienisti sostengono che l'uomo dovrebbe bere regolarmente un bicchiere d'acqua al giorno, che abbia sete o meno.

Ma come spegne la sete la maggior parte della gente? E quanti danni si creano così!

Con queste osservazioni mi sembra sia sufficientemente chiaro in che modo il nuovo medico debba percorrere il campo nutrizionale e come lo potrà conquistare, come può conoscere gli effetti dell'alimentazione sull'organismo umano, conoscere le conseguenze del disordine, e come, conoscendo le leggi nutrizionali debba arrivare ad una terapia dietetica efficace. L'ordine dell'alimentazione diventa così parte fondamentale della terapia.»[3]

Ora però devo insistere: alla terapia ordinativa appartiene ancora una serie di misure terapeutiche che sono al di fuori dell'alimentazione. Poiché presi sul serio il problema dell'alimentazione, alcuni miei oppositori solevano rinfacciarmi una certa parzialità, parlando di me come se conoscessi soltanto l'alimentazione e i vegetali crudi. Coloro i quali parlano in questo

---

3 Anche qui si cerca la «via più breve». Si crede che sia scientifico non disturbare le abitudini nutrizionali del malato, prescrivergli soltanto sintomaticamente un preparato minerale o vitaminico. Non è mai soltanto il fattore nutrizionale che manca ma diversi fattori; tutto l'equilibrio e l'organizzazione del corpo. Un atto scientifico è soltanto la correzione generale dell'alimentazione. Il resto non richiede alcun sforzo.

modo, non conoscono né me né i miei scritti. Ascoltino bene, cari lettori, ciò che sto per dire.

Vi sono altre leggi ordinative della vita e della salute che vengono violate così spesso e così inconsciamente come le leggi dell'alimentazione. Anche la violazione di tali leggi minano la salute. Per rimaner sani, o se malati per guarire, si devono pur conoscere ed estirpare tali trasgressioni. Soltanto il ritorno all'ordine generale si chiama terapia ordinativa.

Se sono obbligato a trattare le prossime leggi ordinative in modo ancora più breve delle precedenti, questo non significa tuttavia che sono meno importanti, ossia meno guaritrici delle altre. Non sarebbe affatto possibile trattare esplicitamente qui questi problemi, poiché dovrei fare appello a troppe scienze specifiche. Inoltre le relazioni con la malattia non sono ancora state studiate esattamente dal punto di vista scientifico e sperimentale, come nel campo dell'alimentazione, poiché degli ostacoli pressoché insormontabili intralciano le ricerche. Soprattutto nella vita esse agiscono raramente sole ma in relazione con altri fattori, cosicché non è possibile determinarne gli effetti. Ciò non deve tuttavia diminuirne la importanza. Penso che per l'uomo intelligente quello che sto per dire sarà sufficiente.

Le seguenti cinque leggi ordinative della vita riguardano le relazioni dell'organismo umano con il mondo inanimato. Alle cinque leggi ordinative dell'alimentazione seguono:

6. legge ordinativa: il mantenimento della temperatura costante nel caso di una produzione eccessiva di calore nel corpo e nel caso di temperatura ambientale variabile. Il calore eccessivo deve venir rigettato nell'ambiente circostante: un apporto esagerato di calore dall'esterno o una eccessiva sottrazione di calore attraverso l'ambiente, devono venir resi innocui dal corpo grazie ad una difesa regolatrice.

Il corpo dotato in modo completo per la regolazione termica. In una collaborazione regolata vi partecipano i più disparati sistemi dell'organismo, del sistema nervoso, circolatorio, glandolare, la muscolatura, gli organi digerenti e infine anche la coscienza attraverso la percezione e la volontà. Tutto ciò è strettamente legato alla vita e alle funzioni dell'organo cutaneo, alla cui superficie si scontrano il mondo interno ed esterno.

La capacità d'azione della regolazione termica dipende dalla capacità di funzionamento di ogni sistema partecipante. Inoltre però – e questo in grande misura – dall'esercizio attraverso uno sforzo giornaliero, abitudinario e anche eventualmente rafforzato. Siccome lo sforzo passa sempre dall'organo cutaneo, quello che vale per gli altri organi vale anche per questo: con uno sforzo normale, variante secondo il clima e la stagione questo organo ha un calore completo, produttivo e sano; con uno sforzo insufficiente e un esercizio deficiente questo organo deperisce: la pelle diventa pallida, appassita, secca o sudata, ipersensibile. Piedi freddi e testa calda possono accompagnare questa pseudo-morte cutanea. In relazione con lo stato cutaneo anche la regolazione termica e di conseguenza l'intero organismo ne soffriranno. In ogni sistema partecipante si fa valere anche la mancanza di esercizio. La circolazione, la capacità difensiva contro le cosiddette variazioni atmosferiche, la funzione depurativa e l'attività ormonale della pelle soffrono a scapito di tutto il resto. Il discorso sul «cuore cutaneo» e sulle relazioni di scambio tra la pelle e i reni non è affatto infondato. La pelle interviene anche nella difesa contro gli attacchi di microbi e nella lotta contro le malattie infettive; peggio è la pelle tanto più rara la vittoria.

Ora si capirà: l'homo sapiens sottrae al suo corpo, alla sua pelle la funzione attribuitagli dalla natura, così anche l'esercizio utile alla salute della regolazione termica, mettendosi abiti, altri indumenti e con il riscaldamento dei locali abitabili. Più soffoca la vita cutanea, più spessi diventano gli abiti. Un medico gravemente malato portava oltre le cinque coperte che dovetti togliere per visitarlo, altri cinque strati di maglie, nonostante fossimo d'estate.

Ammetto che l'abigliamento oltre che essere pudico, è anche una necessità del nostro clima, e che il movimento nudista è una esagerazione nell'altro senso. Il modo in cui l'uomo moderno tratta la sua pelle è però, spesso anche tra i malati, una trasgressione delle leggi vitali, un disordine che diventa causa patogena.

Quando mi resi conto di tale situazione capii che il voler ristabilire dei rapporti naturali con la temperatura ambientale, esercitando le funzioni cutanee e la regolazione termica, era una misura terapeutica di primo ordine. Iniziai a studiare in che modo si potesse realizzare praticamente questa misura profilattica e terapeutica, e trovai nella storia della medicina e dei movimenti per la salute, dei chiarimenti e delle esperienze validissime.

Sin dai tempi più remoti, le irritazioni cutanee venivano utilizzate quale terapia. Con delle «deviazioni» sulla pelle attraverso ventose, cataplasmi di senape, points de feu e altre nosoterapie, si curavano le infiammazioni interne. I bagni in sorgenti d'acqua minerale, in bagni di zolfo, ferruginosi, di acqua salsa e di iodio, oggi pure in bagni contenenti radio, rivestono un importante ruolo terapeutico.. I russi, i turchi e i finlandesi fanno dei bagni di vapore; i giapponesi dei bagni in acqua bollente; altrove bagni di sabbia e sudorazioni, bagni nel fango vulcanico, bagni di erbe. Si fanno anche i lavaggi a base d'aceto, di alcool e di essenza aromatiche. Tutte queste irritazioni cutanee possono rendere servizio. Alcune però aumentano l'irritazione cutanea, che deve risvegliare all'interno dei processi terapeutici, fino alla distruzione delle parti cutanee in causa. Ciò che pero nessuna raggiunge, è l'aumento della vitalità cutanea, il rassodamento dell'organo e del sistema corrispondente della regolazione termica, ridandole l'esercizio naturale perduto. La pelle riceve le irritazioni destinatele dalla natura attraverso l'aria circostante, la pioggia e la neve, l'acqua dei fiumi, dei laghi e dei mari; attraverso la luce solare e la pressione dei contatti.

Parleremo più tardi degli ultimi due fattori.

L'aria agisce attraverso la sua temperatura, il suo potenziale termico, la sua pressione, la sua mobilità e attraverso la sua facoltà variabile di assorbire acqua. Porta il calore 20 volte più debolmente dell'acqua. L'acqua piovana, dei fiumi, dei laghi e dei mari agisce attraverso la sua temperatura, la sua facoltà termica, la sua pressione e la sua mobilità.

Queste due presenze del mondo inanimato sono dunque i mezzi naturali per esercitare l'organo cutaneo e i sistemi della regolazione termica attraverso un'attività coerente, per renderli funzionanti e attivi per il bene di tutto il resto. Si deve tuttavia riconoscere che l'aspirazione a tale fine è un atto curativo importantissimo. Per arrivare a tale scopo, il medico non si può avvalere soltanto delle sue conoscenze fisiologiche. Sapere non significa conoscere. Per divenire ci vuole pure l'esperienza. Senza esperienza il medico non potrà mai valutare la portata di tale atto curativo e neppure potrà accattivarsi la cooperazione dei malati, indirizzarli e portarli alla meta con delle prescrizioni adatte.[4]

Le conoscenze arrivano come una luce in una notte buia. Hanno la loro aurora e il loro più chiaro mezzogiorno. Qualcuno condividerà la mia opinione, cioè che la scuola in generale vuole il sapere e meno il conoscere. Molti studiosi sanno di una cosa ma non la conoscono. Ma poiché sa, osa giudicare. Se vi sono in gioco degli affetti formulerà allora un pregiudizio.

Questo avvenne con il problema della vita all'aria aperta e l'utilizzazione dell'acqua. Da giovane medico capitai in una situa-

4 La pelle del malato rovinatasi con un lungo soffocamento e una lunga sensibilizzazione deve venir riabituata alle irritazioni causate dal contatto con l'aria fresca e mossa e persino con il contatto con l'acqua fredda, e venir abituata a portare abiti leggeri. Quante paure ritenute giustificate si oppongono a questa azione, paura che esiste non soltanto nel malato ma ancha nelle persone che lo circondano. Raffreddamento – un concetto che equivale al grido «al fuoco» in un cinema. Dove vi è ignoranza e dove manca l'esperienza personale, vi è la paura, anche tra i medici e i professori. Come si può aiutare? Una paziente di 75 anni da 5 settimane in un ospedale estero mi scrive: «Ciò che segue dimostra come i clinici sono su vie errate: in cinque settimane non ho fatto un solo bagno, la mia pelle non ha toccato l'acqua, cosi è diventata rugosa e secca».

zione completamente imbrogliata. Vi era sì il trattamento atmosferico e idriatico, ma non nella medicina «scientifica», non nella scuola degli studenti di medicina. Era inoltre respinta, ignorata, tabù tra i medici e professori. La sua presenza era al di fuori della scienza, nelle mani di laici e di medici outsider.

Nella prima metà del XIX secolo l'agricoltore Vincenz Priessnitz di Gràfenberg fece parlare di sé nel mondo con la sua «cura idriatica». Un piccolo numero di medici tra cui Wilhelm Winternitz di Vienna, impararono da lui. Questi si sforzava con successo di studiare gli effetti terapeutici delle più svariate utilizzazioni dell'acqua nell'organismo umano. Venne nominato professore di medicina ad onorem, fondò l'Istituto Termale Kaltenleutgeben presso Vienna e una poli-clinica idriatica nella Mariannengasse. Molte ricerche scientifiche sugli effetti dell'idroterapia vennero da lui pubblicate, nonché quella sugli effetti della regolazione termica sul sistema circolatorio, della composizione sanguigna, sugli organi digerenti, la febbre, le malattie infettive, nervose, polmonari, sulla costituzione e la forza difensiva contro le infezioni, i disturbi endocrini come il basedow. Fondò una scuola medica a Vienna per l'idroterapia nella quale io pure studiai nel 1897. Così l'idroterapia era diventata più o meno accettabile a corte, pero ciò non era sufficiente per renderla di proprietà comune della medicina e dei medici. La medicina ufficiale si oppose categoricamente, e per delle cause di ignoranza psicologicamente fondate. In occasione del suo quarantesimo anno di pratica Winternitz si espresse così: «Sempre quando la scuola ha adottato l'idroterapia, l'ha rovinata». Ancor oggi il piano di studio obbligatorio degli studenti di medicina non comprende dei corsi sulla idroterapia.

Nella seconda metà del XIX secolo l'idroterapia conobbe una nuova notorietà attraverso il sacerdote cattolico Sebastian *Kneipp*. Il ventisettenne malato polmonare guarì grazie ad una cura d'acqua fredda da lui stesso ideata. Indi sviluppò con una semplicità geniale un metodo terapeutico nel campo delle malattie del corpo che, pur non essendo l'unico mezzo terapeutico, sa sfruttare in modo geniale lo scopo vitale dell'organo cutaneo e dell'apparato di regolazione termica esercitandolo e allenandolo.

Nello stesso periodo operava a Veldes in der Krain A. *Rickli*, orignario di Wangen sull'Aar (Ct. Berna) il quale aveva pur elaborato la sua terapia basandosi sulle sue esperienze. Anche lui usava l'acqua quale terapia nel senso di Priessnitz, ma poneva al di sopra di questa la cura luce-aria, con dei bagni di aria e di sole. Il mattino presto i suoi pazienti passeggiavano in costume da bagno, gli uomini sulla collina a loro destinata, le donne sulle altre. Durante alcune ore la pelle nuda veniva così esposta all'aria in movimento e alla tenue luce mattutina. Nella tarda mattinata e nuovamente il pomeriggio si prendeva un bagno di sole la cui durata aumentava regolarmente, seguito poi da un bagno rinfrescante. Qui rivisse il ginnasio degli antichi greci e il solarium dei romani. Vidi diversi uomi coraggiosi in età avanzata che avevano riacquistato la salute in tempi addietro grazie alle cure di Rickli, i quali ripensavano a lui con gratitudine.

Il primo medico che capì e adottò il trattamento luce-aria di Rickli fu il Dott. Heinrich *Lahmann* dell'ospedale Weisser Hirsch di Dresda. Quando gli resi visita nel 1897, mi raccontò della sua condanna ad un marco di ammenda perché una ragazza aveva preso un colpo di sole. Un medico chiamato in consiglio diagnosticò una scarlattina. Lahmann venne denunciato per non aver notificato una malattia contagiosa. Lahmann non trovò allora nessun esperto, che potesse confermare davanti al giudice che non vi era soltanto un arrossamento dovuto alla scarlattina ma anche uno dovuto alla insolazione. Dunque venne condannato.

Dopo Lahmann fu il medico americano Dott. Kellog a pensare di utilizzare le lampadine elettriche a fini terapeutici. Costruì dapprima delle casse sudorifere in cui il malato veniva trattato con le radiazioni caloriche della luce delle lampadine. Lo seguì Niels R. *Finsen* a Copenhagen che insegnò ad usare la lampada ad arco a fini terapeutici, affinché il lupus (tubercolosi cutanea) guarisse. Egli studiò gli effetti della luce sull'uomo. Anche lui fu per questo perseguitato e combattuto dalla medicina ortodossa. Infine il ghiaccio si ruppe, cosicché i trattamenti terapeutici a base di luce, anche se in misura ridotta, vennero introdotti in medicina. Un grande riconoscimento lo incontrò l'uso di raggi ultravioletti delle lampade di quarzo dopo che Hulschinsky ebbe dimostrato che questi raggi guarivano il rachitismo formando nella pelle, attraverso l'assorbimento di questi raggi di ergosterina, la vitamina D.

Una maggiore opposizione la riscontrò il trattamento terapeutico attraverso i bagni di sole, l'elioterapia. Siccome i primi sostenitori della elioterapia di Ricklin erano laici e fi-siatristi, e siccome la medicina ben poco sapeva degli effetti della luce solare sull'organismo, l'elioterapia incontrò a priori un massiccio disprezzo e un rifiuto da parte della scienza scolastica. Si ritenne persino scostumato e maleducato esporre il proprio corpo nudo ai raggi solari. Non era nell'idea della terapia per le malattie patologico-anatomiche e per i malati deboli. I danni di una esposizione solare esagerata vennero tuttavia registrati e se ne fecero dei feroci ammonimenti, anche contro l'elioterapia organizzata.

Soltanto pochi medici riconobbero il significato terapeutico delle esposizioni solari. Il Dott. *Bernhard* di S. Moritz ne riconobbe le speciali virtù nel trattamento delle ferite. Il suo ex assistente e futuro professore *Rollier* di Leysin elaborò la cura di sole e di aria sistematicamente e scientificamente per la cura della tubercolosi ossea e glandolare. Riscosse dei successi terapeutici fino allora sconosciuti. Quando però nel 1905 tennne una conferenza durante un congresso a Parigi gli ascoltatori se ne andarono: parlò alla sala deserta. Il bel libro da lui pubblicato «La cure du soleil», contiene le prove più persuasive, secondo le quali la medicina doveva attribuire un posto primordiale ai bagni di sole ben calibrati per il corpo del malato aggiunti a cure di aria; e questo non soltanto per i malati di tubercolosi. Tuttavia non troviamo attualmente negli ospedali clinici che poche disposizioni per la elioterapia. I giovani medici terminano i loro esami statali e le loro assistenze senza aver mai ricevuto delle informazioni valide riguardo questa terapia, e senza conoscere il significato salutare dei rapporti tra l'organismo umano e l'acqua, il sole e l'aria.

Ci si può comunque immaginare in quale situazione mi venni a trovare alla fine del XIX secolo, quando conobbi l'alto significato delle relazioni scosse o ripristinate per il resto della vita umana grazie a questi influssi ambientali. Le ricerche di Finsen e di Rollier non esistevano ancora, non esistevano ancora delle disposizioni scientifiche per una terapia di luce. Quando nel 1897 feci costruire sul tetto del mio ospedale in miniatura un terrazzo per bagni di sole e feci costruire il primo bagno di luce svizzero, dovetti lottare contro una serie di pregiudizi e di incomprensioni se volevo realizzare le mie conoscenze riguardo le misure profilattiche e terapeutiche. Anche qui una parte del divenire del nuovo medico venne realizzata.

Oggi, dopo 40 anni di esperienze e di ricerche, vedo nel rapporto tra il nostro organismo e la luce solare la

7. legge ordinativa della nostra vita.

Anche questa legge viene oggigiorno infranta allegramente dall'umanità civilizzata, e ancor troppo poco osservata dalla medicina. La moda delle spiagge ha sì portato, per una parte della popolazione, un certo miglioramento della situazione, ma vi è ancora in generale una troppo debole presa di coscienza riguardo questo problema vitale. La sottrazione di luce che avviene nel corpo umano è un ulteriore disordine di vita, e dunque una seria causa patogena. Ovunque si trovi questo disordine nella vita dell'uomo – e dove non è il caso nell'attuale mondo civilizzato? – vi sono anche delle conseguenze, le quali danno via libera alle malattie o impediscono la guarigione. Per prevenire o guarire le malattie, è necessario ritornare all'ordine naturale, il cielo è la farmacia, la luce la medicina.

Vedere e agire in questa ottica – ecco un ulteriore passo verso il nuovo medico.

Ma non fu l'ultimo. Un'altra conoscenza già si preannunciava. Una parola di von Bunge non mi diede pace. E' circa così: «I medici fanno le cure più meravigliose che hanno già condotto molte vite umane alla tomba, invece d'insegnare ai malati come usare i loro muscoli per quei fini a cui sono stati destinati». Nel mio passato giacevano anche le nove settimane di scuola reclute in fanteria con tutti gli esercizi di movimento, di marcia e di sollevamento pesi. Il mio corpo divenne veramente efficiente, costante e forte!

Perché abbiamo ricevuto i muscoli? Perché questo scheletro così ordinato, vivo, irrorato di sangue, abbondante di calcio fosforico a cui sono attaccati i muscoli? Anche qui agiva l'ingegnere metafisico provvedendo a che il nostro corpo pòtesse regnare sulla forza di gravità terrestre. Il sistema osteo-muscolare serve alle relazioni tra l'organismo e la forza di gravità che agisce continuamente su di lui. La forza e la produttività dei due sistemi dipendono dall'uso, dal continuo esercizio, ma sono nel contempo una condizione per la salute dell'intero corpo.

8. legge ordinativa: armonia del movimento del corpo.

Anche qui esiste una legge ordinativa. E' l'ottava nella lista delle leggi e dice: ogni uomo deve esercitare la sua muscolatura, ossia ogni muscolo con un uso regolare e un equilibrio armonico, rassodarlo, svilupparlo euritmicamente per ottenere una salute completa. Un uso unilaterale, squilibrato e insufficiente dei muscoli diminuisce la salute e rappresenta una causa patogena.

Non ho bisogno di provare che anche questa legge viene spesso violata dalle persone civilizzate. Laddove questa causa è all'origine di una malattia, un riordinamento del movimento equivale ad una misura terapeutica indispensabile e necessaria. Camminare in modo ordinato, remare, andare in montagna, lavorare in giardino o nei campi, cavalcare, seguire degli sport senza antagonismo né primati, fare la ginnastica, la ginnastica terapeutica – tutto ciò adattato alla costituzione dell'individuo e ordinato: queste sono le misure terapeutiche attive contro le conseguenze della violazione della legge sul movimento.

Un esempio: la malattia di Glenard, sentimento di spossatezza dell'intero organismo, conseguenza di un'alimentazione e di una vita disordinate; rilassamento muscolare, persino dei muscoli piatti, cosicché gli organi del ventre si abbassano. Un uomo di 50: stomaco molto abbassato, magrezza sensibile. Mi sembra un caso disperato. Gli prescrivo una dieta severa basata quasi essenzialmente su cibi crudi. Dopo due mesi si nota un lieve miglioramento. Gli consiglio di mantenere questa dieta ma di camminare sistematicamente all'aria aperta. Due anni dopo un uomo forte, abbronzato entra nel mio gabinetto: «Mi riconosce?» «No», rispondo. Ed egli: «Sono W. a cui due anni orsono consigliò di nutrirsi di cibi crudi e di camminare. Così ho attraversato a piedi la Svizzera, la Francia, l'Italia, i Balcani, l'Ungheria, la Boemia, la Germania, la Danimarca, la Svezia, la Norvegia e ritorno, vivendo di frutta, bacche, legumi e pane integrale. Ora sono di ritorno, e lei può vedere il risultato. Sono un uomo sano». 20 anni dopo tre zurighesi scalano lo Speer. A metà cammino ven-no raggiunti e superati da un uomo canuto, che cammina con vivacità. In alto eccolo seduto mentre mangia da una cesta della frutta, delle bacche e del pane integrale. I quattro discutono ed il vecchio racconta la sua storia: «20 anni orsono ero quasi in punto di morte. Con questo cibo e grazie a delle lunghe gite a piedi, sono guarito e vivo ancora».

Colui il quale conosce il dstino di coloro che soffrono della malattia detta di Glenard sapranno valorizzare questa guarigione. Quale fatto opposto vedo quella donna americana ancor più malata che si dovette operare allo stomaco per ben cinque volte, per poter alzare gli organi abbassati.

Dopo essermi reso conto del significato salutare e terapeutico della legge del movimento, mi trovai davanti ad una nuova esigenza per il divenire del nuovo medico: egli deve diventare maestro della cinematica, il quale dalla vita del malato e dal risultato della sua visita sappia constatare il complesso di cause dell'ordine di movimento concomitante e possa indicare come ripristinare l'ordine salutare. Attualmente però deve impossessarsi di questa scienza privatamente, poiché la scuola non gliela procura. Così la terapia del movimento è attuata soltanto sporadicamente dagli ospedali e dai medici.

Per un certo tempo la fisioterapia proveniente dalla Svezia, parve guadagnar terreno in medicina. Zander pensò di costruire ogni sorta di apparecchi con i quali i malati potessero effettuare degli esercizi ginnici scelti. L'apparecchio conosceva e determinava l'esercizio, il paziente effettuava ciò che era dettato dall'apparecchio in modo passivo e senza sapere esattamente ciò che avveniva. In molti luoghi nacquero degli istituti Zander. Nonostante l'intelligenza insita in questi apparecchi tali istituti ebbero vita breve. Oggi non se ne parla più o quasi. L'intelligenza deve venir «messa» nel malato, istituti Zander. Nonostante l'intelligenza insita in questi apparecchi tali istituti ebbero vita breve. Oggi non se ne parla più o quasi. L'intelligenza deve venir «messa» nel malato, deve risvegliare comprensione e conoscenza nel rapporto di ciò che avviene, suscitando così una propria volontà e un'azione decisa. Perciò sono però necessari i medici, i quali abbiano imparato non soltanto la ginnastica ma abbiano pure riconosciuto i valori della fisioterapia. Tali medici, perlomeno da noi, non provengono dalla scuola.

Vi sono alcuni fisioterapisti, di solito non medici, che sono molto abili nel loro campo: alcuni si specializzano nella ginnastica respiratoria, terapia molto valida. Compiono la loro opera all'infuori della comprensione medica, perciò spesso in modo insoddisfacente e in campo molto limitato. Milioni di malati, la cui guarigione richiede un ordine nel movimento, ne sono privati.

Colui il quale conosce i risultati raggiunti in India e in Giappone attraverso lo yoga, si meraviglierà che la medicina europea non lo prenda in considerazione. Quando l'oftalmologo americano, il Dott. *Bates* indicò un metodo studiato di esercizi yoga per i miopi e i malati agli occhi, venne marchiato senza prove dagli oculisti della scuola ortodossa quale ciarlatano e imbroglione. Un' ulteriore prova per la mancanza di comprensione per questo problema.

In stretto rapporto con gli stati patogeni dei sistemi motori, vi è il massaggio, con cui si intende un'attivazione dei tessuti del corpo con sfregamenti, strofinamenti e scosse. Il massaggio è spesso unito alla fisioterapia. Pare che l'arte del massaggio sia stata dapprima sviluppata dai cinesi. Li seguirono gli svedesi, che con inabituale comprensione e destrezza portarono il massaggio e la fisioterapia ad un alto livello, facendone una terapia salutare. L'istituto centrale di Stoccolma divenne un'università per la fisioterapia e il massaggio. Anche alcuni medici noti divennero maestri del massaggio terapeutico, fra loro *Metzger, Hoffa, Bumm, Nebel, Cornelius, Zabludowski.* Il geniale capitano di battello svedese *Thure-Brandt* fece cose grandiose basandosi sulla ginnastica. Udì spesso parlare di debolezze addominali e di sofferenze femminili. Dopo aver studiato esattamente la situazione, formulò una terapia adatta, basandosi sui massaggi e la ginnastica, con cui aiutò molti pazienti. Thure-Brandt trovo pochi successori congeniali tra i medici. Il bisturi è più rapido, ma rar ramente il successo non è effimero. Qui e là degli incapaci adottano il metodo Thure-Brandt a danno del paziente e della causa.

L'arte del massaggio viene trattata dalla scuola in modo matrignesco. Per lo studente di medicina non vi è alcun corso obbligatorio per questa materia. Si lascia al caso che un medico conosca ed eserciti un giorno questa arte terapeutica. Anche questo è un campo che vuole venir scoperto nel divenire del nuovo medico.

9. Legge ordinativa: armonia tra la vita umana e i ritmi cosmici.

In rapporto con il mondo inanimato trovai un'ulteriore legge ordinativa, la nona della nostra lista, che riguarda il rapporto con i ritmi cosmici e con le periodicità; soprattutto il corso dei processi di vita nel corpo in armonia temporale con il cambiamento tra la notte e il giorno. Lo scienziato inglese Sir W. Roberts, dimostrò che vi è nel corpo umano un flusso alcalico che inizia dopo la mezzanotte e un flusso di acido che va dal pomeriggio alla notte. Il Prof. *Stòckmann* potè dimostrare che vi è un periodo di sonno naturale per l'uomo che va dalle 19.30 di sera alla mezzanotte, e che il sonno durante queste ore è molto salutare. La mancanza di questo periodo di sonno naturale ha delle conseguenze dannose per la salute; il contrario, il ripristino della salute.

La scienza con le sue scoperte e la tecnica con i suoi artifici hanno regalato all'uomo la luce artificiale, con cui può fare della notte il giorno. E' stato un regalo di Danae. Con la vita notturna l'uomo perde la benedizione delle prime ore dell'alba. Al risveglio o gli mancherà la freschezza o si alza tardi il mattino. Le ore dell'alba sono il periodo di preparazione spirituale per il lavoro della giornata. L'uomo non ha bisogno di distrazioni notturne ma della forza spirituale mattutina. «Il mattino ha l'oro in bocca», e «early to bed and early to rise makes the man healthy and wealthy and wise», dicono i proverbi. La stanchezza mattutina è un sintomo di formazioni di scorie nel sangue che va di pari passo con l'avvelenamento di acido carbonico dei tessuti. Questo è un suolo su cui vegeta la malattia.

Vidi così una nuova medicina valida e naturale nella farmacia di Dio: l'ordine del periodo di sonno, il ritorno alle vecchie ore mattutine e al sonno prima della mezzanotte.

La conoscenza di queste nove leggi ordinative e delle conseguenze della loro trasgressione per la salute, mi portarono ad una nuova e più profonda concezione della formazione delle malattie, e nel contempo ad una terapia e una profilassi dirette contro le vere cause: alla terapia e alla profilassi ordinative. Era una terapia completamente diversa da quella imparata a scuola. Oltre la terapia nutrizionale anche l'idroterapia (comprese ginnastica e massaggi) e un ordine vitale ritmico mi procurarono molto lavoro di ricerca e molte conoscenze. Non si può risparmiare al futuro nuovo medico questa grande somma di lavoro oltre gli studi di medicina.

Potei riconoscere nove leggi ordinative della vita fisica e constatare che l'uomo le viola tutte in parte inconsciamente in parte per esuberanza. Le trasgressioni avvengono di regola secondo le abitudini e si estendono sull'arco di un lungo periodo della vita. Così ognuna diventa una causa patogena. Non si tratta di una violazione isolata di una legge ma di una violazione continua di un complesso di leggi che varia secondo gli individui, spesso di più leggi. Scoprii qui le cause delle malattie a cui dovranno venir aggiunti i disordini psichici che elencherò nel prossimo capitolo. Queste sono le cause che preparano il terreno su cui possono vegetare anche altri nemici della natura, come i microbi.

Da questo punto di vista scientificamente provato, vi è una vita ideale nel campo degli ordini e dei loro antagonisti, una vita errata nel campo dei disordini. L'umanità vive nel campo del disordine, deperisce nella malattia ed è destinata alla distruzione.

Vi è tuttavia una salvezza: il ritorno nel regno dell'ordine, possibile attraverso la cognizione e l'autocontrollo. Qui vale già la parola di Nietzsche:

«L'uomo è qualcosa che deve venir superato».

La cognizione sarebbe possibile; l'ostacolo insormontabile è il dominio di sé stessi. Vedo dappertutto come lo si teme. I cosiddetti sani – in realtà non ve ne sono più – vivono senza cognizione, amano le loro abitudini e non vogliono sentir parlare di autocontrollo. Soltanto i malati sono avvicinabili, di solito soltanto quando sono demoralizzati, spesso è troppo tardi. Anche loro devono venir conquistati per la terapia. Hanno mille pregiudizi e ignorano i problemi della vita. Soltanto il bisogno dà loro le orecchie per sentire. Come Ercole ed Idra, anche ai loro pregiudizi deve venir mozzata la testa e bruciati i monconi con bastoni ardenti. Si deve dar loro la conoscenza della vita e portarli alla cognizione, e allora giunge il momento dove inizia l'autocontrollo, il momento decisivo; allora lotteranno volontariamente e coraggiosamente. Mah, è un duro lavoro, un grave compito! Come ci si ritira facilmente! Come sarebbe più facile ritirare una ricetta in farmacia, fare una iniezione!

Ripristinare l'ordine in tutti i sensi, nell'alimentazione, nel mondo inanimato – ecco un mezzo terapeutico naturale, la terapia originale, la terapia magna; io la chiamo terapia ordi-nativa. In ogni malattia questo è il campo che si dovrebbe dapprima chiamare in causa, il resto non è che un'aggiunta e soltanto utilizzabile dopo un'approfondita meditazione. Intendo la chirurgia, l'omeopatia, l'elettroterapia, e soprattutto l'allopatia, ma mai come avviene oggi, soltanto queste. Oh, non mi fraintendete. In queste parole non vi è disprezzo, non vi è sdegno pr queste terapie secondarie. Io lotto soltanto per la pietra da costruzione respinta dai costruttori e che deve divenire la pietra angolare per il nuovo medico.

Finora i costruttori l'hanno respinta. L'alimentazione dei malati negli ospedali, caratterizza abbastanza bene la situazione della conoscenza e dell'osservazione di tali leggi. Carne, pane bianco, panini, cibi a base di farine d'estrazione, uova, cibi cotti, di scatola, caffè, cacao, ecc. ne sono un esempio. La vecchia alimentazione usata nel diabete è dal punto di vista nutrizionale abominevole. Si cura la costipazione con i lassativi; si osserva appena il rapporto tra carie dentaria e para-dentosi, tra malattia e alimentazione. Laddove una dieta sarebbe il mezzo opportuno, si usano medicamenti. Una vera istruzione degli studenti di medicina in campo alimentare manca ancora dappertutto.

Non soltanto lo studio dell'elioterapia, la idroterapia ,1'aeroterapia, la fisioterapia, la ginnastica curativa e il massaggio non è obbligatorio, ma mancano di solito le possibilità per studiarle. Il medico ufficiale inizia la sua pratica di queste discipline snza conoscerne l'essenza e senza competenze. Queste componenti fondamentali della terapia, il cui studio richiede molta applicazione, si limitano alla terapia laica e di naturalisti, sono dunque depravate e presino combattute dalla scuola ortodossa. Un esempio classico di questo atteggiamento si è prodotto nel canton Zurigo all'inizio del secolo: Le associazioni per le terapie naturali e di Kneipp promossero una iniziativa popolare che chiedeva al governo, avvalendosi di migliaia di firme, che venisse introdotta all'università una cattedra per la fisiatria. La facoltà fece una controproposta: si doveva aggiungere alla clinica medica un reparto per l'idroterapia con a capo un docente. I sostenitori dell'iniziativa si ritennero soddisfatti: il governo accettò la proposta della facoltà. Il direttore della clinica medica mi chiese un balneoterapeuta specializzato, per la direzione del reparto. Gli inviai una persona attiva che aveva seguito i corsi al mio istituto. Dopo diciotto mesi l'uomo ritorna completamente demoralizzato: «Mi è impossibile rimanere più a lungo. In tutto il tempo dovetti fare una volta soltanto durante un corso un impacco umido. Altrimenti soltanto bagni depurativi e contro la scabbia». Così si chiuse il reparto per l'idroterapia alla clinica medica. Anche il docente lasciò ben presto il suo posto. Questo è soltanto un esempio su mille per come la scuola ha trattato finora «la terapia ordinativa». Chi non si ricorda qui del racconto di C. Spitteler nel «Prometeo e Epi-teo» sul gioiello di Pandora? Poiché mancano le conoscenze sulle leggi ordinative della vita e le terapie ordinative, non abbiamo neppure una valida profilassi interna e vediamo nell'umanità un aumento della cagionevolezza e del deperimento costituzionale, un aumento dell'angoscia, della stanchezza di vivere e di esistenze sbagliate. Così io vedo la situazione attuale. La via d'uscita dalla miseria inizia però nel fisiologico, nella medicina. Ma con ciò la via di sviluppo del nuovo medico non giunge al termine. Dopo il corpo viene l'anima.

6.
PSICOTERAPIA

«Il pensiero medico è alle porte di una nuova epoca».
Prof. Dott. Martin Sihle[5]

La medicina esatta e scientifica conosce soltanto il ponderabile, il misurabile e il visibile. L'anima è invisibile, imponderabile, immisurabile. Ecco perché per la medicina scientifica l'anima non esiste.

Debbo al destino che mi fece diventare discepolo di Forel se udii parlare di anima durante i miei studi di medicina. Forel era allora molto occupato con lo studio dei fenomeni ipnotici e suggestivi. Durante delle conferenze molto profonde ci parlò delle sue ricerche, ci dimostrò che il fanale della coscienza illumina soltanto una particina degli avvenimenti che si producono all'interno dell'uomo, che deve venir visto quale avvenimento psichico, quale vita psichica, che vi è un mondo psichico nel subcosciente.

Con lui imparai a capire che questa cosa invisibile, presenza al di sopra di ogni esattezza, ossia l'anima, è la cosa più importante, decisiva nella vita e nella salute dell'uomo; che vi è una salute psichica ma anche una malattia, e che lo stato psichico del malato deve venir preso seriamente.

Nelle cliniche mediche, chirurgiche e specialistiche non si era mai parlato dell'anima. Vi erano soltanto malati di stomaco, cuore, reni, polmoni, nervi, occhi, orecchi, faringe o infezioni. Una volta vi fu un grande movimento alla clinica medica perché si potè mostrare una malata affetta da arcus hystericus. Charcot, il grande mago della Salpétrière di Parigi aveva reso celebre questo sintomo.

5 Prof. Dott. Med. Martin Sihle «Sulla visione del mondo del medico e sul significato della malattia».

Consisteva nel fatto che la malata dalla posizione supina tendeva un arco tra la testa e i piedi. Dopo che fu conosciuto nella Salpétrière, un numero sempre maggiore di malati facevano questo arco. Così divenne il sintomo caratteristico dell'isterismo. Oggi i malati non lo fanno più. Ma questo fu qualcosa di visibile; ecco perché ci fu mostrato. Ma non udimmo parlare nullamente del senso dell'isterismo. Regnava piuttosto un tono di sdegno quando si trattava di isterismo e di ipocondrismo, come per Hufenland il quale definiva l'ipocondriaco l'uomo più disprezzabile esistente.

C'è ben poco da dire sulle terapie per gli psicopatici, per quanto l'abbia conosciuta durante i miei studi. Mancavano le basi e si utilizzavano i mezzi consolatori. Per vendicarsi contro il malato a causa delle sue sensazioni di svenimento, lo si spediva nelle case di cura dove si effettuavano bagni in acque gelide. «Dov'è colui», si chiedeva Nietzsche, «il quale lotti finalmente con serietà contro questo male e che metta alla berlina quella ciarlataneria con cui si usa trattare, nascondendole sotto nomi fantastici, le malattie psichiche della umanità?». Ma «siamo indulgenti con i monocoli», disse Stuart Mill, e Nietzsche aggiunge: «Come se fosse necessario chiedere l'indulgenza laddove si è abituati a dar loro credito e quasi ad adorarli». I monocoli sono quei medici e quei professori che non vedono altro che il corpo. La loro medicina cura però l'uomo senz'anima.

Il miracolo della struttura e degli avvenimenti nel corpo è enorme e inesauribile, persino per la concezione sensatoria. E' indispensabile una profonda conoscenza degli stati di salute e patogeni degli organi del corpo. Ma sia in me che in ogni altro essere umano vi è inoltre una vita e degli eventi soprannaturali e differenti: coscienza, sentimento, percezione, sensazione, cognizione, pensiero, ricordo, volontà, giudizio, valutazione; si producono eccitazioni, emozioni, affetti, attrazioni, riluttanze, fiducia, sfiducia, volontà, gioia, dispiacere, amore o odio, umori, coraggio e dinamismo o paure, timori, rabbie, ire, gelosie, invidie, pigrizia, angoscia. Possiamo sentirci freschi o spossati e stanchi, la coscienza può essere forte o debole, scomparire col sonno o apparirvi quale coscienza di sogno. In ogni uomo vi è la nostalgia di note o sconosciute mete, si formano rapporti con il proprio Io, con il Tu o il Noi, con il mondo vivo o inanimato; nascono amicizie o inimicizie, stima o disprezzo, rispettabilità o apatia, la differen-zazione tra bene e male, la coscienza, la colpa, il rimorso, il peccato, la liberazione, l'illuminazione e dietro tutto ciò si nascondono gli istinti alimentari, procreatori e l'istinto dell'Io. E' difficile dire ciò che agisce, fermenta, ribolle, frizza e sibila, come vengono prese delle decisioni e scelti i valori. E nulla di tutto ciò può essere visto, misurato, ponderato. Nell'«anima» ciò avviene, ma nel corpo si realizza.

Sotto l'influsso dell'angoscia e della paura, i battiti cardiaci si accelerano. I malumori, le rabbie, le preoccupazioni diminuiscono l'appetito; lo stomaco, l'intestino, i muscoli e persino la pelle, con il sudore, reagiscono alle eccitazioni psichiche.

Il bimbo maltrattato dalla forza di un educatore incompetente trema, mente per paura, nasconde i suoi sentimenti, opprimendo la sua «coscienza» con sentimenti di colpa, diventa timido, chiuso, sognatore, cocciuto, abbituandosi a cattive tendenze che possono degenerare in malattie.

La signora H. è «malata di stomaco» e viene curata invano con delle medicine. Infine trova il «Ricettario della svolta», cambia dieta, si sente meglio e mi viene a trovare. Ben presto arrivo al punto cruciale: la psiche. Era la minore della famiglia. Il padre morì giovane per una affezione polmonare. La madre fu per molti anni malata e inchiodata a letto. L'adolescente doveva accudire alle faccende domestiche. Quando qualcosa mancava, i suoi fratelli la picchiavano. In questo triste mondo senza amore, con dei compiti che superavano le sue forze, picchiata dai fratelli, la ragazza cresce e forma la sua visione del mondo.

Nella strada sente cantare l'Internazionale: «lottiamo per i diritti dell'uomo». Queste parole la colpiscono. La sera assiste a riunioni comuniste, rientra tardi e viene nuovamente picchiata dai fratelli. Tuttavia se ne va sempre, sopportando le bastonate. Minaccia di fuggire di casa. «Vattene pure, rispondono i fratelli, «finché sei minorenne la polizia ti riporterà a casa». A vent'anni si sposa per poter lasciare quella casa.

Le chiesi: «Come potè sposarsi dopo simili esperienze con il sesso maschile, la sua fiducia doveva essere svanita?» Ella mi rispose: «E' vero però ho scelto qualcuno che non è come gli altri, è gentile, tuttavia malato e debole». Come l'uomo così il matrimonio. La donna si ammalò cronicamente allo stomaco. Nessuna meraviglia se le medicine non facevano effetto.

Mentre riflettevo su questo «caso» mi balenò un ricordo: vidi una coppia entrare nel mio studio. Lei grande, lui pie-colino. Lei malata. Suo padre era stato un alcoolizzato brutale che picchiava sovente la madre davanti ai piccoli quando aveva bevuto. Durante una simile scena la bimba tredicenne si mise davanti al padre minaccioso, lo guardò senza paura e disse: «Se picchi ancora una volta soltanto, chiamo la polizia». Il padre alzò il braccio e gridò: «allora ti picchierò a morte». Ma si paralizzò alla vista di sua figlia, si rese conto del suo stato e smise di bere. Una volta cresciuta, la ragazza sposò quell'ometto che era con lei, al quale era impossibile essere brutale e si ammalò psicologicamente.

Vi sono nei due casi degli avvenimenti e dei rapporti psichici triviali, facilmente comprensibili; possiamo dunque chiaramente dedurre che le esperienze infantili si radicano nell'anima e diventano fattori psichici potenziali, che influenzano e determinano la vita al di là dell'infanzia, agendo, come qui, sulla scelta del consorte e sulla salute. Più sottili, differenziati complicati sono egli influssi ambientali sull'infanzia e più difficile sarà riconoscere gli effetti tardivi e stabilirne le correlazioni, ma sono tuttavia presenti.

Anche la vita sociale e politica è influenzata dalle esperienze infantili. La signora H. era diventata comunista. Durante le riunioni fu molto colpita dalle conferenze di un medico comunista. Ma com'era diventato comunista questo medico? Suo padre era in un orfanatrofio, ed era stato educato con il «bastone e il rosario», come mi disse. Divenne un uomo attivo e irascibile. Suo figlio provò durante l'infanzia la violenza sfrenata del padre e venne pure spesso picchiato. Divenne neurologo e comunista. Con lui la comunità umana ricevette indietro le bastonate che la sua istituzione, l'orfana-trofio, aveva dato a suo padre.

Sebbene si possano individuare degli indirizzi validi generalmente, il modo in cui uno agisce agli influssi ambientali varia secondo gli individui. Gli influssi possono essere esattamente gli stessi, ad esempio sui bambini di una famiglia, e tuttavia A reagirà differentemente di B. Le cause di questa differenza vanno ricercate nel più profondo dell'eredità psichica, negli influssi della vita intrauterina, nella forza della coscienza, nel genere d'alimentazione, nell'ordine rispettivamente nel disordine della vita.

Ma su queste basi di vita gli influssi ambientali determinano la direzione delle nostre attenzioni, le nostre attenzioni, le nostre tendenze, i nostri desideri e le nostre esigenze. Più avversioni e disappunti creano, più le esigenze diventano categoriche e antinaturali. Allora vincerà ciò che avrà accentuato o taciuto l'avversione; si arriva alla degenerazione o alla supremazia di istinti animali, soprattutto si influenza la scelta dei cibi. L'uomo cerca stimolanti e narcotici.

Più la combinazione dei cibi e delle bevande è svantaggiosa, più questi danneggeranno la psiche, influenzando il sistema nervoso, il cervello e il nervo simpatico. Ogni disordine nella vita di tutti i giorni si esprime nei sentimenti della vita, in quel fremito nel profondo dell'anima – come lo definì il Dott. Adolf *Koelsch* – «che nasce nella centrale del cervello dalla somma delle informazioni di tutti i processi corporali». Si forma un circolo vizioso: l'avversione aumenta, le brame si rafforzano e degenerano ancor maggiormente.

A questo punto debbo ritornare alla forza di coscienza, da cui dipende lo sviluppo dell'Io, il divenire della personalità. Henri *Bergson* illustra la duplice funzione del cervello quale organo dell'attenzione alla realtà, e quale organo ricettivo delle irradiazioni spirituali. Ogni danno al cervello significa un indebolimento dello coscienza, diminuzione dello spirito, perdita di direttive e del potenziale ordinativo. Il cervello è però ipersensibile soprattutto alle combinazioni di cibi e di bevande, la sua capacità ricettativa soffre sotto ogni minima azione velenosa. Vediamo qui l'unità spirito-anima-corpo, e il grande processo dannoso che porta l'uomo alla malattia fisica e psichica. Con gli anni ho capito sempre più, che nella vita tutto dipende dalla forza della coscienza, da questo riflesso dello spirito.

La forza spirituale della coscienza non dirige e ordina soltanto l'atteggiamento verso il mondo esteriore, ma anche ciò che avviene all'interno e nell'anima. L'ultima parte della sua azione è però percepita dall'Io soltanto in parte ridotta; così il settore della nonpercezione è molto più vasto del settore percettivo. Chiamiamo questo il conscio e l'altro l'inconscio o il subconscio, definizione che ha già causato molti malintesi. Per dirlo chiaramente: vi è una coscienza incosciente, ossia una forza spirituale che agisce nel corpo e nell'anima senza venir percepito dall'Io.

Anche per la percezione della direttiva spirituale, dunque per il divenire della coscienza, ci vuole una funzione del cervello. A lui spetta la direzione primaria, ma al di sopra agisce il flusso spirituale, cioè la coscienza propriamente detta, anche in ogni cellula viva, in ogni organo del nostro corpo. Anche queste particelle hanno il loro spirito e la loro anima. Un indebolimento delle cellule ad esempio, attraverso un osta-colamento della respirazione, del metabolismo o attraverso veleni, significa anche una diminuzione dello spirito cellulare e il disturbo dell'anima cellulare, non soltanto del corpo cellulare. La diminuzione della forza di coscienza ha come conseguenza il disordine nel corpo e nell'anima.

Disordine significa malattia. Capii: non vi è malattia che riguardi essenzialmente il corpo o l'anima, anche sé le apparenze ingannano. Sempre corpo e anima si ammalano assieme, sempre si deve guarire sia il corpo che l'anima. Ordine nell'alimentazione, disintossicazione e vita ordinata, sangue puro, buona circolazione all'aria fresca e funzione cutanea completa portano – migliorando gli organi ricettivi – al rafforzamento della coscienza, dunque al ripristino dell'ordine e dell'armonia. Sono dunque una prima condizione di guarigione per ogni malattia.

Naturalmente vi sono delle malattie dove prevale il disturbo fisico e altre dove prevale quello psichico. E' tuttavia errato trascurare nel primo caso l'anima e nel secondo il corpo. Per il fratello corpo si deve anche provvedere quando si tratta di guarire un'anima malata. Sotto l'influsso di alcool, di stimolanti, di narcotici e di un'alimentazione disordinata un disturbo psichico serio non può essere guarito. Questo purtroppo, non viene spesso osservato. Vi sono «neurologhi» i quali non tengono conto del rapporto corpo-anima, i quali rispondono agli effetti nutrizionali con una semplice alzata di spalle, in realtà solo perché non conoscono questo settore. Vi sono pure coloro i quali in buona fede, ma ignorando ciò che fanno, curano i disturbi psichici con tutti gli stimolanti e i narcotici possibili. Nulla più di questi medici può danneggiare il buon nome della psicoterapia e persino della medicina.

Quando parlai dell'organizzazione nutrizionale dimenticai di sottolineare che ogni cibo porta nel nostro corpo quale speciale organizzazione una parte dell'anima della pianta o dell'animale da cui proviene. Riceviamo – che parola scaltra – con i cibi non soltanto le sostanze chimiche e le calorie ma anche virtù e difetti psichici.

Passò molto tempo prima che capissi questo. La via verso lo spirito era ostacolata dalla materia. La cognizione, o più modestamente l'idea che con i valori spirituali degli alimenti nutriamo anche la nostra anima, coiè la nutriamo o la roviniamo, è ancora mostruoso per la scienza attuale. Poiché la anima non è concepibile in modo esatto e scientifico, sarò espulso da paradiso della scienza. Non vuol dir nulla, «verrà il giorno in cui ...».

Resto sulle mie posizioni: negli psicopatici deve venir regolata anche l'alimentazione e il modo di vivere. Non si può curare solo dal punto di vista psichico o solo da quello somatico ma si deve sempre unire la psicoterapia alla somato-terapia, e viceversa.

Ma siccome la terapia nutrizionale, così come la psicoterapia, cioè tutte le terapie ordinative sono delle cenerentole nelle scuole diffronte alla farmacologia, la chirurgia e le altre specialità, molto spesso sia il corpo che l'anima del paziente non ricevono ciò che spetta loro. Vorrei citare almeno un esempio:

Il 10 agosto 1917, durante la guerra mondiale, ricevetti l'ordine di riprendere il reparto per i malati di stomaco nell'istituto sanitario nelle retrovie dell'esercito. 55 malati di stomaco e all'intestino giacevano, alcuni già da settimane e mesi, con dei visi cupi. Arrivo in cucina: acquaio con due lavelli, una piccola stufa a gas e qualche pentolino. Chiedo al cuoco: «Che fa Lei nella vita civile?» Egli: «alpigiano». Un ordine appeso al muro diceva: «I malati devono ricevere anche frutta e verdura». Chiedo come ciò venga realizzato «fagioli e mele secche più volte la settimana».

Vado al comando ed esigo una cucina ed un cuoco diplomato. L'indomani abbiamo una bella cucina con tanto di macelleria e un cuoco d'albergo. Al mercato vi sono i migliori legumi e la più bella frutta. La dieta terapeutica viene prescritta ed eseguita. I visi si schiariscono. Otto giorni dopo i pazienti notano che possono discutere con me. Uno è qui da più settimane e riscontra continuamente dei dolorosi attacchi allo stomaco. Mi chiede di consultarmi e lentamente mi svela: «Signor Capitano, a casa mia in montagna ho una ragazza. E' incinta, scrive che ben presto si noterà. Mi chiede di ritornare, altrimenti cade in vergogna. Ho tentato di avere un permesso ma non potevo dire la vera ragione, così nessun successo. Allora iniziarono i dolori allo stomaco, e ogni volta che ricevo una sua lettera prendo una crisi. Il medico dell'esercito mi ha mandato qui. Se guarisco devo ritornare in servizio e non posso rientrare per sposarmi». Ed io: «Le do tre settimane di permesso per convalescenza, vada a casa e sposi la sua ragazza. Fra tre settimane si annunci da me». Tre set. timane più tardi l'uomo ritorna, contento e felice, si dimette dall'ospedale e torna in servizio, guarito.

Un altro ragazzo robusto è da molto tempo nel mio reparto, «ammalato allo stomaco». Condizioni sempre invariate, nessun miglioramento. Non parla con nessuno, da soltanto delle risposte laconiche. Nemmeno l'infermiera non sa nulla di lui. Dopo qualche settimana ha preso fiducia in me e si decide a parlarmi. «Le voglio dire perché sono malato, Signor Capitano; siamo stati tremendamente spossati dal nostro tenente colonnello. La notte sempre delle punizioni quali esercizi notturni e d'allarme. Ad un tratto venni preso da una rabbia tremenda. Sentivo che non mi sarei potuto dominare, se lo avessi rivisto. Allora ebbi paura di me stesso. Vidi le conseguenze, la prigione, e venni colpito da dolori allo stomaco; venni dunque ricoverato qui». Quest'uomo era psicologicamente malato, ma nessuno lo aveva notato. Parlai a lungo con lui finché non capì meglio la sua situazione e non riprendesse il suo equilibrio. I disturbi allo stomaco svanirono, l'appetito ritornò, l'uomo riprese a parlare. Per il momento però non lo potevo rimandare nella truppa, dove avrebbe dovuto servire lo stesso ufficiale. Lo mandai con un rapporto completo alla U.C. chiedendo la dispensazione dal servizio per sei mesi.

Il nostro cuoco lavorava bene. La dieta aveva successo. Lo stomaco e gli intestini dei giovani ragazzi incominciarono a funzionare, e gli animi si risvegliarono.

Dei rapporti relativamente semplici erano alla base di questo esempio. Ne ho vissuti altri molto più complicati. Nei due casi lo stomaco era il portavoce dell'anima, ma era anche, a causa dell'alimentazione sbagliata, la parte più debole del corpo.

Il mio rapporto ha oltrepassato il tema. Qui devo parlare del divenire del nuovo medico e in questo caso dello psicoterapeuta.

Finora già molte cose si sono realizzate.

Forel aveva risvegliato il mio interesse per la psicologia e la psicoterapia. Durante i primi anni di pratica condussi uno studio d'osservazione in cui agii come meglio potevo. Nel 1897 a Vienna conobbi le ricerche di *Freud*. Conobbi la «talking cure», lo sfogo e la psicanalisi; potei capire ciò che significava: l'isterico soffre di reminiscenze, cioè delle esperienze passate non elaborate, non digerite. La psicoterapia conobbe una forte evoluzione nella ricerca psicanalitica. Fu necessario un lungo e duro lavoro per seguire le ricerche pubblicate negli anni successivi da *Freud, Stekel, Adler* e altri, e questo lavoro doveva avvenire oltre tutti gli altri e oltre la mia pratica. Dico questo per dare un'idea di quanto lavoro ci voglia, dopo gli studi regolari, per diventare un medico nuovo. Dovetti abituarmi ai «meccanismi psichici» alla simbolica del sogno, alla simbolica popolare, al mondo delle favole; leggere diverse letterature, studiare le religioni di tutti i popoli, le teorie saggistiche e molte altre cose ancora. Una grande parte della mia biblioteca nacque allora.

Devo molto a questo lavoro e alla letteratura che lessi, ma la vera psicoterapia la imparai nella pratica e con la mia introspezione. Gli psicanalisti insegnavano che per imparare la psicanalisi il medico doveva effettuare un'analisi personale. Ebbi molti medici come assistenti, i quali avevano effettuato l'analisi scolastica. Credo di poter dire: solo da me impararono la psicoterapia. La psicanalisi in sé non è una terapia ma un metodo di ricerca, che può essere molto utile nella psicoterapia – se vi è il resto. Il «resto» è nel medico ed è difficilmente definibile. Premette la sua vocazione, la cognizione in campo psichico, rispetto per l'opera miracolosa dell'anima, degli avvenimenti psichici, una grande modestia della persona, un grande cammino sulla via dell'autocontrollo da parte del medico, secondo le parole di Nietzsche: «L'uomo è qualcosa che deve venir superato». Soltanto quando il medico ha superato l'uomo che porta in sé, egli può dare un aiuto psichico al suo prossimo. Nel contempo deve aver cercato e trovato una forte comunicazione con la forza spirituale ordinata della sua anima. W. *Lito*, l'autore del profondo libro «L'Io, un compito», direbbe: «il medico ha bisogno di uno sviluppo e di una maturazione della «coscienza di sé stesso». L'influsso guaritore non passa dall'intelletto ma da un influsso non volitivo e imprevisto tra il medico e il paziente. Un influsso che io chiamo induzione. L'induzione agisce tra i due. Se la forza psichica del paziente è più forte di quella del medico, il medico è sottomesso all'induzione del paziente. Ci si può immaginare il risultato.

Questo influsso non va neppure attraverso il conscio, la volontà, l'intenzione, ma attraverso l'inconscio. Se il medico ha una forte personalità, ossia pone la sua persona, il suo Io in primo piano, sarà molto indulgente ma il paziente non guarirà: lo psicopatico lo copia, diventa egocentrico, altezzoso, iperteso.

A mio avviso ciò che di meglio è stato scritto riguardo alla formazione e l'atteggiamento del medico dell'anima lo trovai da Chuang-Tse in «Discorsi e paragoni» con il titolo «Con l'uomo», scritto nel 250 a. C:

> «Yen-Hui si accomiata da Kong-Fu-Tse. Vuole andare a provare le sue conoscenze nello stato Wai dove regna un principe furente, egli vuole tentare di far del bene allo Stato. Kong-Fu-Tse gli chiede come pensa di agire. Yen-Hui sviluppa i suoi piani ma Kong-Fu-Tse replica: «Ben conosci il digiuno rituale, ma non conosci il digiuno del cuore. Esercita la unità. Senti non con le orecchie ma con l'intelletto, non con l'intelletto ma con la tua anima. Ma lascia l'udito alle orecchie. Lascia il lavoro dell'intelleto all'intelletto. Allora l'anima sarà un essere libero che risponde alle cose con l'unità non divisa dalle sue azioni. Soltanto in un essere libero come questo Tao può vivere. E questo stato di libertà è il digiuno del cuore».

Il curatore dell'anima deve «esercitare l'unità» deve aver imparato il «digiuno del cuore». Non è un compito semplice. Il suo Io deve venir messo in disparte. Questo sta scritto anche nelle seguenti parole di Lao-Tse:

> Il cielo è immortale, la terra immanente.
> La ragione dell'eternità della terra e del cielo
> è che non vivono sé stessi.
> Ecco perché possono regalare continuamente la vita.
>
> Dunque anche l'eletto:
> mette il suo Io lontano
> ed il suo Io procede;
> si libera del suo Io
> ed il suo Io permane.
> Non è dunque così: non volendo
> nulla di sé il proprio Io si compie?

Non fu facile capire questi pensieri, ancor più difficile fu attuarli. «Hai una via, ma è difficile seguirla. Le più facili non vengono dal cielo» dice Chuang-Tse. Infatti ho dovuto veramente sforzarmi e sono andato avanti, ma l'apogeo della saggezza è ancora lontano. Tuttavia quello che ho raggiunto mi è stato di grande aiuto per la cura dell'anima. Lao-Tse, Chuang-Tse, gli indiani, Dante, Goethe, Nietzsche e altri mi indicarono la via e mi consigliarono. Loro soltanto mi resero possibile di capire Cristo.

Ogni anima degli uomini civili è smarrita, per non dire malata. Questo è dovuto ad una vita innaturale, che inizia già nell'infanzia, è dovuto all'alcoolismo e alle medicine. Il «nervosismo» non regna soltanto nelle città ma anche nella capanna di una vallata sperduta. Vorrei quasi dire: non dipende dalla fatalità soltanto, se uno supera la soglia che lo porta alla psiconevrosi, o l'altra soglia verso la demenza. La chiesa, le prediche, la Bibbia e altre sètte serie fanno certamente molte buone opere che non si pensano, ma falliscono completamente di fronte alla potenza delle cause presenti per la rovina dell'anima. Non hanno capito il fatto primordiale in cui «inizia tutta la psicologia». Con l'attuale alimentazione errata, con la vita notturna e il sonno fino nelle tarde ore del mattino, con l'aria viziata e il soffocamento cutaneo, con l'alcool, la nicotina e tutti gli altri stimolanti possibili, per il fatto di bere alla coppa d'oro, non vi è più una vera salute psichica e tanto meno una guarigione.

Anche gli uomini appartengono all'umanità del nostro tempo. Nemmeno la cultura può farci qualcosa. Nietzsche lascia dire a Zarathustra come ci trovò quando fece ritorno nel paese dei saggi. Con la nostalgia nel cuore Zarathustra ritornò, vide e disse:

> Ma che mi accade? Malgrado tutta la mia paura – dovetti ridere! Mai vide l'occhio mio tanto bizzarra varietà di colori!
> Ridevo e ridevo, mentre ancora tremava il mio piede, e con esso il mio cuore: «Ma questa è la patria di tutti i ba rattoli di colori!» dissi.
> Viso e le membra impiastricciati in cinquanta colori: co sì appariste al mio sguardo stupito, o uomini del presente!Tutti impiastricciati coi segni del passato su cui impresse nuovi segni il pennello: così sfuggite a tutti gli interpreti di geroglifici! – Voi sembrate impastati di colori e di cartelle appiccicate l'una all'altra.
> Tutti i tempi e tutti i popoli trasparisscono dai vostri veli; tutti i costumi e tutte le credenze dai vostri gesti.
> Giacché voi dite: «noi siamo interamente fatti di realtà, senza fede e superstizione!» ecco di che vi impettite, pur essendo, ahimé, senza petto.
> Ma come *potreste* credere, o multicolori, quando non siete che variopinti scarabocchi di tutto ciò che sempre fu creduto!
> Voi siete confutazioni viventi della stessa fede, e distruggitori di tutti i pensieri. *Indegni di fede* io vi chiamo, o signori della realtà!

Pochi capiranno né riconosceranno questo giudizio su di noi, tuttavia è meravigliosamente vero. Sin da piccoli veniamo dipinti con valori, idee, pregiudizi, usi, costumi, abitudini, ancor prima che possiamo avere il senso della misura per poter noi stessi valutare e formare un nostro giudizio personale. La pressione delle masse che ci vivono attorno diminuisce la nostra indipendenza a un minimo finché non rinunciano al pensiero personale, ai valori e ai giudizi personali per diventare poi uomini di massa. La scuola ci dà un sapere formato da altri che può diventare soltanto in piccola parte una nostra cognizione personale, ma le conoscenze che non sono diventate cognizione rimangono superficiali, non si traducono nella nostra vita. Questo vale pure per una gran parte della scuola medica. Il medico scolastico conosce molti medicamenti senza tuttavia conoscerne gli effetti. Sa quali danni può l'alcool causare nel corpo, al sistema nervoso, all'anima, ma queste conoscenze non diventano solitamente cognizioni poiché egli stesso continua a bere. Questi sono soltanto dei piccoli accenni delle colorazioni e dell'autoinsufficienza. A che servono le diagnosi se la sostanza della malattia non fa parte di una cognizione personale, da cui proviene un piano terapeutico personalmente adatto?

Vi sono certamente molte destrezze e molte arti in medicina che si possono e si devono imparare, ma l'abilità e l'arte fanno un buon artigiano ma non un vero medico. *Priessnitz, Kneipp, Rikli,* il parroco *Blumhardt* sono esempi di veri medici formatisi da sé.

L'educazione e l'apprendimento scolastico non sono soltanto preliminari necessari per il futuro medico, sono pure degli ostacoli che vogliono venir superati. Le parole «l'uomo è qualcosa che deve venir superato» hanno soprattutto un valore per il medico, ancor più per lo psicoterapeuta e per il sacerdote.

Poiché la patria di tutti i colori si estende a tutta l'area della civiltà, non può essere altrimenti: ognuno deve portare il suo imbrattamento sotto cui il resto umano continua la sua vita impura; e questo vale per tutti i nostri malati. Il resto dell'anima umana si trova dunque a priori nello stesso stato bisognoso che l'anima del futuro medico. Soltanto dove vince la sua propria miseria, il medico può dare al malato un aiuto spirituale.

In che consistono le miserie dell'anima?

Vi è una media di sviluppo normale e uno sviluppo ottimale dell'anima umana. Questo sviluppo vuole e deve compiersi in date direzioni relative.

La prima direzione passa dai rapporti con la madre, l'alimentazione, la terra, l'umanità, con il proprio e l'altro sesso, con la natura.

La seconda direzione passa dai rapporti con il padre, con la volontà, l'attività, l'intelligenza, il superamento d'ostacoli, con il principio ordinativo, lo spirito, il creatore ma anche con la civiltà.

La terza direzione passa dai rapporti con l'Io, con i valori intrinsechi, lo stato d'animo, l'anima, la coscienza, la rivelazione, l'intuizione, l'illuminazione e dunque di nuovo con Dio.

La quarta direzione passa dal rapporto con il Tu, il Noi, la comunità, lo Stato.

Il successo di questo sviluppo spirituale dipende da molti fattori. Anzitutto dalla salute ereditaria e congenita del bambino, dalla sua cura e la sua alimentazione, dalla personalità della madre e del padre, dalle persone che lo curano, lo educano, i maestri, i compagni, dai rapporti sociali, dagli avvenimenti del mondo che lo circonda. Tutto ciò che dall'esterno influisce sull'anima in sviluppo, deve venir elaborato, digerito, assimilato da questa e il lavoro spirituale si sviluppa secondo la forza della coscienza, che spesso non è all'altezza del compito attribuitole. Ogni errore, immaturità, difetto dei genitori, degli educatori e di coloro che lo assistono hanno la stessa influenza delle loro virtù e valori. Le relazioni diventano positive o negative o un insieme di negativo e positivo. Sia i rapporti con la madre che con il padre possono essere traviati, contorti, ostacolati o bloccati nella crescita. Con la negatività o il fallimento di questi rapporti fondamentali fallisce pure il rapporto con l'Io. Un blocco dello sviluppo porta al tanto corrente infantilismo dell'anima. Negatività e distorsioni delle direttive portano alle malattie psichiche, alla psiconevrosi e infine alla deformazione psichica.

Lo sviluppo normale dell'anima è accompagnato da una sensazione di forza che chiamano fiducia, ogni disturbo porta però una perdita di fiducia che si manifesta nella sfiducia, nella paura della vita, malumori, stati depressivi e affetti negativi come la cocciuttaggine, la gelosia, l'odio, la disperazione, ecc. La perdita di fiducia causa i cosiddetti complessi d'inferiorità, che sono spesso camuffati da quella ingiusta illusione di superiorità. La sfiducia verso il prossimo può aumentare fino a raggiungere le idee di persecuzione, ecc.

Già nel 1897 venni introdotto in questo scompigliato giardino dell'anima. Mi ricordo di uno dei miei primi casi.

Sono nel mio studio. L'orologio segna le sei di sera. Il campanello suona. «Una signora le vorrebbe parlare», mi viene annunciato. La signora, cinquantenne, scaricò il suo fardello psichico, venendo per un'ora al giorno durante due settimane. Era una talking cure come sta scritto nei libri, ma senza ipnosi. A causa di una vita matrimoniale disarmonica, la donna aveva cominciato a bere di nascosto ed i suoi nervi avevano ceduto. I tentativi di confidarsi con il suo medico di famiglia erano falliti poiché questi non la prendeva sul serio. Il fatto di parlare con me ebbe un effetto salutare e liberatore. Con buona volontà seguì i miei consigli. Siccome anche il marito ed i figli mi ascoltarono molte cose si misero meglio durante gli anni successivi.

Negli anni seguenti di attività psicoterapeutica capii che la psicopatia era un problema di quel grande principio vitale che Richard *Semon* chiama mneme, da lui studiato e su chi vige l'influsso ordinativo dello spirito dunque la forza della coscienza. Ho scritto due libri su questo tema dal titolo «Le miserie, le malattie e le guarigioni dell'anima umana» e altri saggi.

La mneme è «il libro della vita» scritto con caratteri vivi. Le leggi ordinative la dirigono. E' la portatrice dei piani di azione e di costruzione dell'organismo umano, delle esperienze di mille generazioni, da Adamo ed Eva, del contenuto e delle azioni nella vita degli antenati ed infine di tutte le esperienze e le azioni della persona stessa sin dalla nascita. E' la grotta sotterranea dove Aladino trovò la sua lampada fatata, che aiutò il suo spirito. Ma è pure l'Inferno di Dante e la base originale delle teorie indiane della reincarnazione e del karma.

Lo sviluppo positivo o negativo, il non elaborato o non digerito, la distorsione dell'anima sin dalla nascita fino ad oggi, sono scritti nelle mneme quali iscrizioni o engrammi, quali complessi engrammici o tesoro engrammico. Ogni rapporto ha il suo speciale complesso engrammico così il complesso materno, paterno, dell'Io, del Tu, del Noi. Il suo contenuto rappresenta sia la ricchezza dell'inconscio sia – come ha detto un autore – l'ultima camera d'anticaglie.

una delle leggi principale degli eventi mnemici dice:

Il ritorno di una particella di una situazione energetica passata (un'esperienza) risveglia tutta la sensazione originale dell'anima. Il bimbo scottato teme il fuoco. Secondo questa legge evocativa l'anima dell'uomo risponde agli stimoli del momento attuale. Non reagisce dunque solo al momento ma secondo il suo passato. Il suo passato agisce e determina il momento attuale, dunque ne determina l'azione, il sentimento e il pensiero. Su queste osservazioni si basa la teoria del determinismo. Soltanto la forza della coscienza può intervenire e frenare le reazione mnemica, soltanto su di lei si basa la «volontà libera», ma visto che l'uomo vive in media con una coscienza debole, ossia insufficiente, la reazione mnemica è in posizione di forza. Forma ciò che noi chiamiamo carattere.

L'occhio esperto dello psicoterapeuta può dunque dedurre dalle reazioni di un uomo, soprattutto degli psicopatici, delle esperienze passate, orientarsi sulla situazione delle direzioni dei rapporti, stabilire la situazione con il complesso paterno, materno, dell'Io, notare se delle esperienze infantili possono sviare o tener prigioniera l'anima.

Un esempio: il sessantunenne commerciante K., molto attivo e capace, soffre d'insonnia, di eccitazione nervosa e di una grande fobia del cancro. Per anni era stato curato da altri medici. Con delle ricadute ripetute teme di essere malato di cancro alla lingua.

Ogni volta consulta un medico di HarleyStreet, il quale, dopo averlo visitato premurosamente, afferma che non vi è alcun segno di cancro alla lingua. Ma la calma dura ben poco. Infine viene da me ed io gli chiedo: «Vede qualcosa di specifico quando questa fobia la prende?» Egli: «Si, vedo il chirurgo che con la mano alzata, armato di un coltello si dirige verso di me». Io: «Che forma ha quel coltello?» «Ecco la cosa più strana», risponde, «è lo stesso coltello con cui sgozzavo i polli per prepararli per la cucina». Questa era un'esperienza infantile su cui si basa l'intera nevrosi. Seguì una lunga storia. Il paziente aveva condotto una seconda vita da gallo, che non voglio raccontare. Questa vita pesava sulla sua coscienza quale colpa morale. Quale pena doveva subire la morte del gallo. Ecco perché questa fobia del cancro alla lingua. Il paziente guarì e morì ad 81 anni per un'influenza polmonare.

Perché nessuno degli altri medici gli aveva mai chiesto della sua visione del coltello? Perché non aveva parlato loro della sua esistenza? Voglio aggiungere una cosa soltanto: il peso spirituale che un tale processo psicoterapeutica da ad un medico non è una bagatella. Lo posso dire: significa un autosacrificio; ma sia lo sforzo che il sacrificio vengono appagati. Non con moneta sonante, nemmeno con il risultato terapeutico, che non si può mai promettere in anticipo, ma nella conoscenza sempre maggiore dell'anima umana e delle azioni dello spirito.

Ho parlato della grandezza e del miracolo dell'opera d'arte della creazione che noi chiamiamo corpo. Ma ancor più grande e meravigliosa è l'opera dell'anima e infine la trilogia corpo-anima-spirito. Dell'anima il vecchio medico che portavo in me sapeva poco più del profano. Per diventare un guaritore d'anime, per poter visionare la salute, le miserie patogene e le sofferenze dell'anima umana, e per aprire la via allo spirito ordinativo per il risanamento, per diventare dunque relativamente atto alla psicoterapia ci volle un duro e costante lavoro. Per illustrarlo chiaramente dirò che dovetti anzitutto vincere i demoni del mio corpo, poi nel prossimo, cioè nel paziente. Non vi è uno specialista davanti ad un incompetente, ma vi è un rapporto tra uomo e uomo. Solo pagando questo prezzo si diventa curatori d'anime, nuovi medici. Il prezzo è però anche uno sviluppo interno e la visione di un regno che non è di questo mondo.

Al medico spetta soprattutto il compito di risolvere i disturbi di sviluppo dei rapporti paterni dando via libera ad uno sviluppo normale. Per risolvere il complesso materno ci vuole una cooperazione di una donna competente in campo psichico e matura, ossia un'infermiera. Di questa dovrei illustrarvi un simile sviluppo come per il nuovo medico. Con questo si vede anche quale importanza ha un ambiente formato da medici e da infermiere competenti per la cura terapeutica, un ambiente che io ho chiamato «organizzazione terapeutica». In ciò devono venir riuniti i principi paterni e materni.

«Poiché soltanto dove si uniscono fragilità e durezza, forza e debolezza, vi è l'armonia».

7. IL FUTURO MEDICO QUALE CURATORE DEL CORPO E DELL' ANIMA

Ho percorso, per quanto mi sia stato possibile, il duro cammino che dal vecchio medico porta al medico nuovo. Altri prima e dopo di me avranno proseguito o proseguiranno sulla stessa via, andrannno oltre e più lontano di me, poiché anch'io prospetto dei campi nei quali non ci si è ancora inoltrati. La meta definitiva ancora non è stata raggiunta, l'apogeo non ancora toccato.

Arrivato al mio attuale livello volgo lo sguardo al punto di partenza, cioè ai miei primi anni di pratica. Devo allora constatare una differenza fondamentale che inizia dalla definizione della malattia – come si suol dire – dalla diagnosi, comprende il giudizio sullo stato della malattia, la possibilità di guarigione, per concludersi con la terapia.

Inizialmente la visita del paziente riveste un aspetto prettamente scolastico. Ci si fa un quadro della malattia, definendone la categoria, la condizione patologica-anatomica, si registrano tutti i disturbi e i sintomi del paziente, tenendo conto dell'età e della costituzione fisica. Nuovo in questo campo sono il controllo e la valutazione dello stato dentario. Il vecchio medico ben poco sapeva riguardo le malattie dentarie ed il loro significato. Il medico moderno sa che la carie dentaria è un sintomo alquanto significativo di un serio danno nutritivo per l'intero organismo. Sa inoltre che la gengivite, l'alveolite (piorrea alveolare), cioè quello stato dentario denominato paradentosi, indica un deterioramento costituzionale dell'intero organismo dovuto a danni nutritivi, ed oggi è ritenuto uno stadio iniziale delle malattie cancerogene. Il medico vede e sa che un'alta percentuale di denti otturati, di corone auree, di ponti, spesso nasconde focolai settici infettivi. Li potremmo chiamare «mausolei della sepsi» e questi possono pertanto cagionare nel corpo erroneamente nutrito, quali cause secondarie, le più serie malattie di organi lontani, pure del cuore e degli arti (artrite cronica). Il medico controlla dunque anche la temperatura del corpo nel profondo dell'intestino, osserva al microscopio i capillari cutanei e labbiali, studia il quadro emoscopico, ricerca delle fibrillazioni sotto la pianta dei piedi, ecc.

In modo più meticoloso di prima il medico osserva la funzione intestinale poiché sa che oggigiorno, a causa dell'alimentazione sbagliata propria dei paesi civilizzati, la costipazione, persino laddove vi è un'evacuazione giornaliera, la sepsi proteica nell'intestino, e pertanto un lento avvelenamento del sangue (tosseimia intestinale) rappresenta una seria causa secondaria di malattia, che pure ifluisce su un organo indebolito e deteriorato da un'alimentazione errata. Il medico di oggi esamina naturalmente anche le condizioni morfologiche e la composizione chimica, persino le caratteristiche colloidali del sangue e si serve degli esami più minuziosi delle urine.

Il medico moderno, tuttavia, non si limita alla diagnosi risultante dagli esami patologico-anatomici, dagli esami al microscopio e ai raggi X. Vuole ulteriormente una diagnosi sullo sviluppo della malattia. A questo proposito gli sono di aiuto le sue conoscenze sulle leggi ordinative della vita (vedi cap. IV e V). Non soltanto ascolta ciò che il paziente può raccontare sul decorso della malattia, ma interroga pure sulla vita da questi condotta e sull'alimentazione seguita; si accerta con delle domande dei fatti più salienti, schizzando così un quadro degli squilibri che sono all'origine dello stato costituzionale e della malattia.

La registrazione dell'insieme di squilibri e della durata della loro azione è per il nuovo medico molto più importante della diagnosi patologico-anatomica e batterica, poiché soltanto tale diagnosi potrà indicare la terapia da adottare. Il medico moderno è consapevole del fatto che sia la condizione batterica che la condizione patologico-anatomica rivestono un'importanza secondaria. Dalle nuove ricerche dietetiche egli sa che una certa alimentazione nociva attacca organi completamente differenti e può così generare le più svariate malattie. Così le scimmie di *Me Carrison* si ammalarono di colite cronica, conseguenza del mangime deterioratosi al calore; il 30 per cento però riscontrò delle ulcere allo stomaco e al duodeno; le cavie di *Stincr,* a causa del mangime cotto in autoclavi, manifestarono la carie dentaria nera, un rilassamento dentario e mascellare, il gozzo, lo scorbuto, l'anemia, l'artrite deformante e il cancro polmonare. Attraverso delle carenze di calcio nel mangime si può influenzare la statura, la struttura ossea, la salute generale. l'intelligenza e persino lo stato d'animo dei topi. Così possono diventare cannibali aggressivi che si attaccano e si sbranano a vicenda. Con un'aggiunta sufficiente di calcio i topi ridiventeranno docili e si ammasseranno per dormire.

I. bovini dell'esperimento effettuato nel Wisconsin – a causa del mangime unilaterale, benché naturale, e che secondo i vecchi metodi dietetici doveva essere completo – riscontrarono delle malattie pilifere e di procreazione. Gli organi digestivi, il sistema circolatorio, quello nervoso e muscolare si ammalarono di beriberi. Di simili esempi e di simili fatti se ne trovano a bizzeffe. E'stato provato da molti esperimenti e osservazioni che gli stessi batteri non possono attaccare un corpo ben nutrito mentre attaccano quello mal nutrito causando le malattie infettive.

II. beri-beri è un esempio, dice Me Collum, secondo cui i patologi non furono in grado di riconoscere l'etiologia di una simile malattia. Senza conoscerne l'etiologia (causa) non può esistere una terapia adatta e casuale.

Ora i disordini di un uomo di oggi sono composti in modo molteplice e svariato, sono più complessi di qualsiasi esperimento, e questo già soltanto nel campo nutrizionale. Si deve cercare nella ripetuta violazione delle leggi dell'equilibrio, nelle carenze e negli eccessi nella violazione della legge ordi-nativa a causa di cibi cotti, sterilizzati, fermentati o conservati, nel grande uso di sale, di eccitanti e di narcotici, nella violazione della legge economica e nelle abitudini nutrizionali dannose. Seguono poi gli importantissimi disordini nei rapporti con il mondo inanimato e allo stesso tempo nei rapporti spirituali di cui abbiamo parlato nel quinto capitolo.

La questione dell'influsso di disordini deve andare fino al periodo prima della nascita, alle condizioni della vita intrauterina, ossia alle condizioni di vita della madre, questo anche riguardo al periodo dell'allattamento. Infine la nuova ricerca dietetica così come la teoria ereditaria, cioè la teoria dei danni al plasma germinativo, e gli errori nutrizionali degli antenati influiscono negativamente sui discendenti; ecco perché si deve dare molto peso a questo problema. Anche le malattie e le cause di decesso dei parenti possono a volte chiarire certi quesiti. Ciò che io posso dire in questo contesto sono soltanto degli accenni e molte cose devono persino esser taciute. Tuttavia mi sembra che con ciò sia chiaro che la diagnosi del nuovo medico è diventata più completa della diagnosi abituale, dovrebbe persino bastare per dimostrare come la terapia ordinativa si aggiunga esattamente a tale diagnosi.

Il riconoscimento dei complessi di disordine individuali sono, a mio avviso, il completamento essenziale e necessario per la diagnosi clinica finora in atto. Poiché «la terapia è ancora in uno stato deplorevole» (Sihle) ci si fa troppe idee sulla validità di quest'arte diagnostica. Pare che si dimentichi che non vi è un ponte tra questa diagnosi e la terapia. Soltanto il complesso di disordine quale causa della malattia getta questo ponte. Il nostro pensiero è stato per troppo tempo dominato dai microbi mentre la forza difensiva naturale dell'organismo non veniva presa in considerazione. Ancora non si capisce abbastanza che la diagnostica clinica è stata formata con una tremenda ignoranza sugli effetti dell'alimentazione sul corpo umano ed ha oggi bisogno di una revisione completa. Lo si può refutare in modo altezzoso, ma ci si è occupati troppo poco delle influenze di rapporti squilibrati con il mondo inanimato, il sole, l'aria, la temperatura, il movimento, ossia la forza di gravità, ragion per cui gli effetti di tali influssi non rivestono un ruolo preponderante nella diagnosi. Nella diagnosi si diede pure poca importanza agli effetti delle cause patogene secondaria, della sepsi orale, della tosseimia intestinale, della tossicosi focale che si propagano in un organismo indebolito nutrizionalmente e costituzionalmente. Questi effetti sono stati studiati soltanto recentemente da alcuni autori che dovettero vincere una forte opposizione per portarli nell'area della diagnosi.

Ai loro frutti li riconoscerete! Ancor oggi il medico «dà» nella scuola per esempio lassativi in caso di costipazione, analgesici e fenacetina in caso di emicranie, preparati di sali-cile contro i reumatismi, atophan contro l'artrite invece di dieta terapeutica e terapia ordinativa. E quanti altri esempi di simili «terapie» potrebbero ancora venir aggiunti. Nessuno dei mezzi citati guarisce anche solo minimamente il nostro corpo ma però moltiplicano le malattie con stimoli innaturali, con «colpi di frusta», come dice Sihle, e danneggiano il malato poiché a causa delle loro azioni sintomatiche l'aiuto causale si perde.

Non soltanto i malati ma anche i medici scelgono i «metodi più speditivi» di cui Nietzsche dice:

> «Le vie, le cosiddette vie ‹più brevi›, hanno sempre messo l'umanità in grave pericolo, con la lieta novella secondo cui una simile via è stata scoperta, essa lascia il proprio cammino, e perde la strada».

E' certamente più breve scrivere una ricetta che non chiarire al paziente i suoi disordini, insegnargli l'ordine vitale e nutrizionale e convincerlo ad attuarlo.

Ma non vi è scelta: per ritrovare la strada ci vuole una diagnosi completa; per seguirla il nuovo medico deve prodigarsi e staccarsi dalla scuola con la sua terapia.

Con la terapia ordinativa incontra il primo grande ostacolo; l'ignoranza del malato celata da molti pregiudizi ed errori creati dalla scuola attuale nelle questioni di vita e di salute. Tra le migliaia di malati che vennero da me dopo terapie vane, nessuno sapeva veramente perché si era ammalato. Metter fine a questa ignoranza e a tutti i pregiudizi è il primo *compito terapeutico* del nuovo medico, e non è poco. Il suo campo si estende a diversi rapporti dell'uomo con il mondo inanimato, animato e con se stesso. Conoscere così anche le idee che il malato si fa sulla sua malattia. Sono spesso molto importanti, come dicono le seguenti parole di Nietzsche:

> «*Pensieri sulla malattia* – si deve calmare la fantasia del paziente almeno che non soffra, come finora, *più* dei pensieri sulla sua malattia che della malattia stessa. Penso che questo sia già qualcosa. E non è poco! Capite ora il nostro compito?».

Infatti è già una parte della psicoterapia chiarire al malato l'essenza e il significato della sua affezione, aprendogli così la porta verso la terapia causale.

Con il chiarimento dei rapporti causali della malattia legati alla vita, il nuovo medico insegnerà le leggi ordinative dell'alimentazione e dei rapporti vitali persuadendo così il paziente a seguirle. In ogni caso dove è ancora possibile una guarigione, provvederà ad una dieta terapeutica, alla cura e al rassodamento del corpo con delle cure individuali di sole, aria, acqua, con una cura di movimento adatta e con un ordine giornaliero ritmico: coricarsi ed alzarsi presto.

Se il medico sa risvegliare la mente del malato in modo che questi agisca e contribuisca in modo deciso e coraggioso, la guerra è per metà vinta.

Or tega y Gasse t ha scritto nel suo libro «Il risveglio delle masse» sulla *«impossibilità di insegnare»* agli uomini colti e non colti, cosa molto estesa oggigiorno. Mentre il vecchio medico evita queste difficoltà con il suo latino, il medico moderno le incontrerà qui e là. Mezze misure e compromessi non portano alla guarigione. Vi sono abbastanza malati pronti ad udire e ad imparare. La malattia, la sofferenza e la miseria piegano anche l'uomo di massa.

Ci si può piegare anche all'ultima ora. Vorrei citare un esempio:

Il Dott K., dentista, a 61 si trova alla clinica chirurgica. Deve essere operato di una seria infiammazione alla cistifellea. Da vent'anni soffre di angina pectoris, un grave disturbo cardiaco. Inoltre si aggiunge una malattia agli organi digerenti che colpì infine anche la cistifellea. In clinica viene colpito da un infarto che dura ben tredici ore. L'internista dichiara escluso qualsiasi intervento. La situazione sembra senza speranze. Un amico gli porta allora i miei libri sulle «Malattie nutrizionali» e «Frutta e legumi crudi». Subito organizza la sua alimentazione secondo la dieta terapeutica (cibi vegetali crudi preparati secondo le regole), introduce persino dei periodi di digiuno e comincia a guarire. Cinque anni dopo mi scrive una lettera parlandomi della sua malattia e della sua completa guarigione. Lavora di nuovo in un modo che non conosceva più da venticinque anni.

La cinquantacinquenne signora L. giace all'ospedale privato con una cirrosi al fegato, con una idropisia. Il suo noto internista ha fatto di tutto per guarirla. Consigliato da un collega che era stato in cura da me, cambia infine regime secondo i miei insegnamenti. Qualche settimana più tardi il medico ha l'impressione che vi sia un lieve miglioramento e mi prega di andarla a trovare nella sua città, distante otto ore di treno, per una consultazione.

In seguito a questa consultazione la malata riceve per le sei settimane seguenti essenzialmente cibi vegetali crudi in forma liquida e solida e viene curata con una cura del corpo corrispondente. Era prima del Natale 1937. Inizio febbraio del 1938 ricevetti un rapporto dal suo medico. Idrofisia completamente scomparsa, ancora qualche traccia soltanto delle reazioni Takata. In maggio ricevetti un secondo rapporto: la paziente sta bene se si mantiene alla dieta prescritta soltanto basata su cibi crudi con l'aggiunta di qualche cibo vegetale cotto.

Il medico canadese *Jackson* descrive in un libro intitolato «How to be always well» la sua guarigione da una gravissima affezione, e conclude questo rapporto con una motivazione scientifica completa e con molti esperimenti effettuati sui suoi pazienti. Sin da giovane è malato di cuore, è stato sempre in cura e nonostante tutti i medicamenti, a cinquantanni si ammala così seriamente che un grande medico gli dà ancora quattro mesi di vita. Oltre al male cardiaco si era aggiunto anche il glaucoma. Poteva soltanto fare qualche passo su un suolo piano, non poteva più salire le scale.

Allora Jakson decise di cambiare completamente il suo modo di vita. Iniziò a nutrirsi di soli vegetali e di grandi quantità di cibi crudi. Cominciò, dapprima nudo nel letto, a fare degli esercizi di respirazione e di ginnastica, lentamente li potè eseguire in piedi. Quando cominciò a scaldarsi con la ginnastica in piedi vi aggiunse una doccia fredda. Con delle cure d'aria e di sole – vestito solo con quel poco permesso dalla legge, scrive – cominciò a camminare all'aria aperta aumentando regolarmente questo esercizio a 10, 20, 30 km giornalieri. A 66 anni potè, con un corridore, fare una gita in bicicletta di 1300 miglia americane, durante 19 giorni, che sopportò meglio dello sportivo. Poco tempo fa ho ricevuto da lui una cara lettera con due foto dei suoi 80 anni. Una foto mostra il suo corpo atletico, meravigliosamente sviluppato. Ancor oggi cammina per 21 km al giorno, tiene delle conferenze ed è il ritratto stesso della salute. Dall'età di 50 anni non ha più toccato nessun medicamento, il suo corpo non ha più toccato acqua calda. Anche il glaucoma è guarito. Un mio amico di giovinezza emigrato in America, il quale conosce personalmente il Dott. Jackson, mi ha confermato in una lettera completa tutti i tratti di questo medico eroico. A me scrisse che sperava di poter presto recarsi in Europa e venirmi a trovare.

Queste tre persone gravemente malate croniche erano arrivate alla tomba a causa di una terapia scolastica autori-tativa. Quando non vi fu più possibilità di scampo il ritorno nel regno dell'ordine li salvò.

Il complesso di disordine, dunque la ragione della malattia è profondamente ancorato nelle abitudini della persona. Il ritorno nel mondo dell'ordine significa perciò un superamento di sé stessi. Il superamento di sé stessi è un atto psicoterapeutico di alto valore. Oltre l'ordine dei pensieri sull'essenza, il significato della malattia e lo svelamento della terapia, questa è la seconda azione psicoterapeutica della terapia or-dinativa, questa volta compiuta dallo stesso malato. Segue il terzo fattore psicoterapeutico: il risanamento degli organi ricettivi per l'influsso spirituale con la disintossicazione della vita ordinata, dà avvio ad un altro pensiero e sentimento, che si fa sempre più valere con gli anni. Rammento soltanto la litigiosità dei topi con carenze di calcio, e la sensazione di pace dei topi nutriti con una quantità sufficiente di calcio. Tali differenze sono riscontrabili nell'uomo in misura molto maggiore che non lo si sia creduto finora. *Me Cann* indica queste situazioni tra i bambini. Vorrei esprimermi così: l'umanità «civilizzata» malnutrita a causa del suo disordine nel modo di vivere deve lacerarsi e annientarsi, nella famiglia, nel villaggio, nello Stato. Soffre in generale di debolezza mentale, di coscienza ridotta, in altre parole, della lontananza di Dio e dunque di paura di vivere e bisogno di distruzione.

Una volta raggiunta questa ragione per la guarigione del corpo e dell'anima, segue nel quadro della terapia ordinativi ossia nel regno dell'ordine, la psicoterapia specifica. Anche qui esiste una via che deve essere seguita personalmente dal malato, mentre il medico vige soltanto da guida. Conduce agli esercizi sistematici nell'attenzione ai flussi provenienti dal polo spirituale interiore portando ad uno sviluppo della coscienza dell'Io, – come dicevano gli antichi saggi – alla rinascita dello spirito. Questi eventi interiori sono solitamente estranei agli Europei, mentre gli orientali danno loro un posto preponderante nelle loro teorie di saggezza. In questi esercizi si tratta di una separazione momentanea della realtà, un arresto voluto del pensiero cosciente per creare un vuoto nella coscienza e una quiete interiore, un silenzio interiore, nella concentrazione su un unico grande pensiero, anche l'osservazione di un fiore e infine di attenzioni alle ispirazioni. Con questa ora di esercizio, l'uomo va al suo lavoro ringiovanito, senza paure e rischiarato.

Zarathustra, il fondatore religioso persiano, lasciò a 30 anni il suo paese, andò nella provincia di Ara e vi visse dieci anni in solitudine, durante i quali scrisse lo Zend-Avesta. Buddha visse sette anni nella solitudine, prima di iniziare ad insegnare. Cristo andò nel deserto dove «digiunò». Chung-Tse parla del «digiuno del cuore» e dice «esercita l'unità».

Si dice di Gandhi, che ogni giorno il mattino presto, legge per un'ora negli Upanishadi, medita poi per un'ora e comincia il suo lavoro. La signora David-Deel illustra chiaramente gli esercizi meditativi dei tibetani. L'inglese Adela Curtis scrisse dei libri su «La nuova mistica» e «La via del silenzio». Il movimento di Oxford insegna ai suoi seguaci «l'ora del silenzio». Se questi esercizi vengono eseguiti con esattezza, aumentano l'ordine nel corpo e dunque la salute dell'anima.

Questo compito, cioè l'affermazione della coscienza attraverso l'esercizio compete anzitutto al medico, il quale ogni giorno ha a che fare con le miserie dell'anima e la tragedia della vita dei sofferenti e dei malati. Una volta che ne conoscerà gli effetti rassodanti e salutari, sarà anche in grado di abituarvi i bisognosi che a lui si rivolgono.

Per penetrare nella vita dell'anima il medico deve fare il possibile per conoscere tutto ciò che la storia umana e la scienza spirituale possono insegnargli poiché tutti i grandi pensatori dei tempi si sono occupati della vita dell'anima. Troviamo i risultati delle ricerche nei travestimenti simbolici, negli antichi culti, nelle favole e nelle leggende di Ercole, Prometeo, Edipo, inoltre nelle antiche teorie di saggezza e nelle religioni, nello Zend-Avesta di Zarathustra, negli insegnamenti di Kong-Fu-Tse, nell'insegnamento Samkly, nello yoga; indi tra i filosofi greci Eraclito, Platone, Plutarco. Il Medio Evo risvegliò lo studio della vita dell'anima. Dante Alighieri scrisse la sua «Divina Commedia».

Sulla scena del mondo entrarono i mistici Suso, Bòhme, Angelus Silesius, Eckehart. Nacque il Rinascimento. In campo medico vi furono delle innovazioni con Paracelsus von Hohenheim. Poi venne l'epoca dei classici con le loro opere sature di cognizioni (Goethe, Schiller, Lessing, Kleist), i romantici (Novalis), i filosofi Kant, Hegel, Schopenhauer, ecc. Seguì una serie di valide opere dei pensatori del nuovo tempo: in Svizzera Gotthelf, Keller, Hilty, Spitteler; in Francia Zola, H. Bordeaux e altri. Nel settore anglo-americano W. Whitman, Ralf Waldo Trine, Prentice Mulford, Emerson, William James, Carlye ed altri; in Scandinavia Ibsen, Knut Hamsun; in Russia Tolstoi, Dostoievski, Goncharow, Gorki e altri ancora; in Germania Herman Sudermann, Gerhard Hauptmann e soprattutto il grande pensatore e profeta Friedrich Nietzsche. Tutto questo campo letterario è importantissimo per il medico dell'anima, ma non deve trascurare il linguaggio dell'arte figurativa e la voce della nobile musica.

Infine deve pure conoscere i movimenti spirituali del nostro tempo, anche la teosofia, l'antroposofia, il movimento New thought, l'esercito della salvezza, il movimento di Oxford, poiché in tutte queste azioni si nascondono delle perle. Non deve soltanto cercar di conoscere le opere e le teorie ma anche la. vita dei loro creatori, altrimenti non troverà le perle come ha insegnato Chuang-Tse con la parabola seguente:

La perla

L'imperatore giallo viaggiò al Nord del Mar Rosso e scalò le montagne di Ku-Lun. Durante il suo ritorno verso il Sud perse la sua perla magica. Mandò la ragione per cercarla, ma la ragione non la trovò. Mandò la visione, ma la visione non la trovò. Mandò la parola, ma la parola non la trovò. Infine mandò il nulla, e il nulla la trovò. «Veramente strano», disse l'imperatore, «che il nulla sia riuscito a trovarla».
(Da discorsi e paragoni di Chuang-Tse, Ed. Insel)

Si deve aggiungere che il medico dell'anima deve anche conoscere la gnosi e persino gli esercizi di Ignazio di Loyola.

L'indescrivibile da cui proviene la facoltà della funzione psicoterapeutica si compie però all'interno del medico stesso. Cresce lentamente con la comprensione e gli eventi nemici e con la forza della coscienza. All'inizio della Divina Commedia Dante parla di come si ritrovò nel mezzo del cammino della sua vita, perso in una selva oscura, poiché aveva smarrito la via giusta. Lo psicopatico è simile a questo sperduto, e il suo smarrimento sta scritto nel libro della vita, nella sua mneme.

Il medico deve imparare a leggere questo libro.

Conoscendo il malato veniamo colpiti subito o presto da giudizi basati sul sentimento, automatici, che valutano la sua persona, il suo essere, il suo carattere. Lo (o la) troviamo «simpatico», «piacevole», aperto o chiuso, inavvicinabile o troppo espansivo, sottomesso o orgogliso, fine o rozzo, attraente o riluttante, sopportabile o insopportabile, appassionato o apatico, gentile o scortese, ispirante fiducia o dubbio, coscienzioso o incosciente, che vuole o meno intender ragione, volonteroso o svogliato, moralistico-o amorale, eventualmente anche autoritario, irascibile, astuto, scaltro, strambo, intrigante, ecc.

Potremmo essere tentati a trattarlo seguendo il nostro giudizio, insegnandogli come cambiare, migliorarsi o al contrario prendendo sul serio la sua personalità convincente. Non sappiamo nulla sulla induzione o non abbiamo ancora imparato a guardarla con il digiuno del cuore. Ci vuole molto prima di vedere in queste «impressioni» il linguaggio della mneme, finché ci liberiamo di queste nostre sensazioni, ma capendo che molti uomini prima di noi hanno avuto le stesse nostre sensazioni, dato dei giudizi e trattato il nostro paziente secondo questi impulsi, l'hanno evitato con sentimenti negativi, l'hanno rimproverato, corretto, si sono lasciati guidare da lui con dei sentimenti positivi e perso così qualsiasi influenza.

Le nostre sensazioni hanno infatti constatato le sue formule di reazione. Questo avviene però automaticamente e ovviamente secondo delle esperienze e delle leggi mnemiche; in altre parole, secondo la struttura del suo inconscio. Ogni obiezione, ogni convincimento è inutile. Il nevrotico ossessivo sa da tempo che le sue ossessioni sono insensate. Con l'autocontrollo e una tensione della volontà questi malati si sono già da tempo maltrattati e strapazzati. La dissuasione non serve, convincerli neppure, la forza di volontà non fa che peggiorare la situazione.

Che cosa servì all'uomo «gallo», di cui ho parlato pocanzi, che le autorità della Harleystreet lo dissuasero del suo canero alla lingua? Come riuscii a chiedergli «cosa vede quando queste paure la prendono? Questo non sono in grado di dirlo. Mi succede come successe al carradore di Chuang-Tse a cui l'imperatore chiese:

> «Dimmi come fai una ruota». Il carradore replicò: «voglio fare una ruota: se lavoro troppo piano non posso farla forte abbastanza; se lavoro troppo in fretta i raggi non funzionano. Quando i movimenti delle mie mani sono né troppo lenti né troppo rapidi allora avviene ciò che la mia mente vuole. Le parole non possono esprimere ciò che avviene: vi è un'arte nascosta. Non posso insegnarla a mio figlio; non può impararla da me. Così continuo a fare, sebbene settantenne, delle ruote anche nei miei vecchi giorni».

Si sarebbe potuto trattare l'uomo gallo moralmente, condannare le sue azioni e obbligarlo a far penitenza e a subire il castigo. Ma questo lo faceva già fin troppo; viveva già quaggiù le fiamme dell'inferno. Questo non sarebbe servito a nulla. Se ad esempio si fossero tenute a Nana, il fiore del male di Zola, delle prediche morali, essa avrebbe allora scagliato la sua forza naturale sulle debolezze dell'uomo per poterlo poi rovinare uccidendolo omericamente.

Colui il quale agisce in tal modo, ben presto vedrà che con la morale non si fa nulla, e che il malato si è già da tempo rovinato a sangue. Avviene come a Nietzsche il quale esclama:

> «Fin quando la vostra morale pendeva sul mio capo respiravo come uno che stesse per soffocare».

Nessun essere comune, nessun malato può realizzare l'azione rendentrice nel senso di Nietzsche e dire:

> «Allora strozzai questo serpente. Volevo vivere, dunque lei doveva morire».

Il padre severo aveva seriamente ferito l'anima del malato dicendogli nell'ira: «Di te non si farà nulla di buono. Finirai ancora sotto la mannaia». Con queste parole il valore del suo.

Io era messo in causa e questo giudizio rimase in lui come una maledizione. Lottò tutta la vita per provare il contrario, sviluppò il suo inabituale senso degli affari, guadagnò molte ricchezze, ma la ferita non si rimarginava, sebbene fece del bene ai poveri. Era sempre attirato dalle «mammine», erano le più strane donnine, le sue galline, per poter trovare una conferma al valore del suo Io. La guarigione poteva soltanto avvenire se il giudizio del padre veniva cancellato, se si ristabiliva il rapporto padre-Dio-Io, e se l'Io veniva di nuovo riconosciuto e valorizzato. Questo «atto di pietà» si avverò e la sua anima ritrovò la calma e l'armonia.

Nel medico devono vivere quelle parole che Cristo pronunciò:

> «Non giudicate se non volete essere giudicati; poiché con il metro con cui voi misurate, voi sarete misurati».

E inoltre questa parola del novantesimo salmo:

> «Il Signore è indulgente e buono, paziente e di grande bontà. Non agisce secondo i nostri peccati e non perdona secondo i nostri errori. Egli conosce le sue creature».

Il medico deve esaminare il perché l'uomo è diventato quello che è, quali fatti lo hanno reso tale. Incontrerà sempre dei rapporti disturbati, distorti, zoppicanti, immaturi; esperienze che si trovano di solito nell'infanzia e che non sono state elaborate in modo giusto, oppure per parlare allegoricamente, che non sono state digerite. Troverà un catena di tali cause ed effettie raccimolati e agenti nella mneme che hanno sviato l'uomo dalla giusta via e l'hannno fatto errare in una selva scura.

Allora si troverà davanti all'interrogativo: lo storpio può ridiventare diritto, il cieco rivedere, il paralitico camminare, il nano crescere? Tutto ciò è possibile ma rielaborando tutte le esperienze passate e future con una coscienza rafforzata, dunque attraverso il potere dello spirito nel medico e nel paziente.

Nel nostro ambiente notiamo presto che il paziente riallaccia dei rapporti corrispondenti alla sua costituzione mne-mica che esprimono la sua nostalgia ma anche i turbamenti e le miserie della sua anima. Sono ripetizioni delle sue relazioni positive e negative, spesso già la millesima ripetizione. Presto sarà stabilità una situazione di rapporti che equivarranno ad una esatta riproduzione di tutte le situazioni passate ma ora in un nuovo ambiente. Queste relazioni riguardano il medico, l'infermiera, gli altri pazienti. Chiamiamo tale espressione del paziente «le sue trasmissioni». Qui vale la parola degli antichi romani: «Caelum, non animum mutant, qui trans mare currunt». (Il sito, non l'anima mutano coloro che vanno oltre i mari).

Ora dipende dal comportamento del medico, infermiera, e di tutte le persone del gruppo, anche dei pazienti diffronte a queste trasmissioni. Tutte queste persone, l'intera organizzazione dell'ambiente sono all'altezza del compito? Il sofferente esprime inconsciamente delle esigenze svariate e complicate. Più difficili sono le esigenze di malati che sono già stati trattati da diversi medici e sono divenuti drogati. Ma capiamo benissimo perché il trattamento delle malattie psichiche era in uno stato deprecabile, perché si usarono tutti i sotterfugi possibili per far tacere il lamento e la miseria. Nietzsche ha caratterizzato queste situazioni nel 1880 nel suo libro «Aurora» con le seguenti parole:

> «Dove sono i nuovi medici dell'anima? I mezzi di consolazione sono la causa per cui la vita ha preso quel carattere di base doloroso a cui soggiace oggi: la grande malattia dell'uomo è nata dalla lotta contro le sue malattie, e le medicine apparenti hanno col tempo peggiorato la situazione, peggiorato ciò che dovevano guarire. Per ignoranza si ritennero i mezzi attualmente usati, i narcotici, i cosiddetti consolatori, le vere forze curative; non si notò neppure che questi sollievi subitanei venivano spesso pagati con un peggioramento della sofferenza; che i malati dovevano soffrire delle conseguenze dei narcotici, poi della mancanza di narcotici e più tardi di una sensazione di nervosismo opprimente, di fremiti e di cattiva salute ...».

Molti malati per i quali vale questa illustrazione hanno voluto la mia terapia. Non fu compito facile far loro smettere la droga, sempre con l'unico premio di una grande capacità attiva in campo spirituale.

Il ripristino della salute psichica significa per il medico lottare contro i demoni. Chi è più forte, chi sarà il vincitore? Spesso pensai alla seguente illustrazione di Chuang-Tse sui preparativi di un gallo per la lotta:

I galli lottatori

> Chi-Sing-Tse preparò per il principe una lotta fra galli. 10 giorni dopo il principe chiese se gli uccelli erano pronti. «Non ancora», rispose Chi, «sono ancora pieni di litigiosità, di tracotanza». 10 giorni più tardi il principe pose la stessa domanda. «Non ancora», replicò Chi, «la voce e la vista di altri uccelli li innervosisce». Passarono altri 10 giorni e il principe domandò di nuovo, Chi rispose: «Ora sono pronti, gli altri galli possono schiamazzare quanto vogliono, loro non vi fanno attenzione. Quando li vedi vorresti dire che sono di legno. La loro virtù è compiuta, Galli estranei non oseranno misurarsi a loro, fuggiranno».

Nella lotta per la distruzione vicendevole l'umanità è forte; nella lotta per una maggiore salute però è molto, ma molto debole, poiché l'uomo e il paziente devono superare se stessi. Nietzsche dice:

> «I vostri pensieri maggiori li dovete sottomettere ai miei ordini». – e aggiunge – «L'uomo è qualcosa che deve venir superato».

Quando guardo la mia quarantenne attività quale curatore d'anime debbo dire che fu un periodo fruttuoso e bello, ma molto duro. E per parlare ancora: naturalmente imparai a conoscere le deviazioni sessuali dell'uomo e a capirle in rapporto ai disturbi psichici. Ben presto riconobbi che non è giusto ritenere che la sessualità è la vera causa della nevrosi. Le deviazioni sessuali erano sempre la conseguenza dei disturbi di rapporti a cui ho accennato prima. Il campo sessuale è il terreno dei contraccolpi che l'uomo subisce sul fronte della realtà.

Non vi è posto per parlare ancora sul divenire dello psicoterapeuta. Certe cose non possono venir tradotte in parole. Ciò che vale per l'artista vale anche per lo psicoterapeuta; ciò che Chuang-Tse illustra perfettamente con la parabola del pilastro del carigliore.

Il pilastro del cariglione

Ching, il maestro falegname intagliò un pilastro per un cariglione. Una volta finito, l'opera apparve a tutti come creata dagli spiriti. Il principe di Lu chiese al maestro: «Quale è il segreto della tua arte?».

«Il tuo suddito è soltanto un artigiano» – rispose Ching – «quale segreto potrebbe possedere? Ma vi è qualcosa: quando mi apprestai a eseguire il pilastro mi guardai da qualsiasi diminuzione delle mie forze. Mi raccolsi per poter portare il mio spirito ad una calma assoluta. Tre giorni dopo avevo dimenticato il premio che avrei potuto ricevere. Cinque giorni dopo avevo dimenticato tutta la gloria che avrei potuto riscuotere. Sette giorni dopo avevo dimenticato le mie membra e la mia persona. Anche il pensiero della tua corte per cui dovevo lavorare era scomparso. La mia arte così si raccolse senza disturbo esteriore. Mi recai dunque nella foresta. Guardai le forme degli alberi. Quando ne vidi uno dalla forma giusta, il pilastro mi apparve e cominciai l'opera. Se non avessi trovato quell'albero avrei dovuto rinunciare al lavoro. Le mie qualità celesti e le qualità celesti dell'albero si riunirono. Ciò che qui è attribuito agli spiriti è soltanto dovuto a questo».

Infatti nell'assoluta calma dello spirito, nell'oblio di tutti i premi e le glorie e delle proprie membra, nel raccoglimento dell'arte celeste giace anche il segreto del medico delle anime. E come dice Sihle: «nella terapia devono agire tre fattori: il malato, il medico e Dio».

Questo è ciò che volevo dire sul futuro medico ma anche sull'essenza di tutta la terapia causale.

Non penso di dover dire che questo medico nuovo deve conoscere l'asepsi, l'antisepsi e che laddove è indispensabile per la guarigione (ad esempio per scacciare i parassiti) deve usare anche il medicamento, che deve considerare anche le erbe medicinali; che egli non deve fare soffrire nessuno inutilmente, soprattutto l'incurabile e che voglia più di qualsiasi altro prevenire le malattie e preservare dalle affezioni, che consideri la profilassi, evitando le cause che egli prenderà in considerazione. Si dice che con una tale terapia circa il 50 % delle operazioni sono evitabili. Quando riuscirà ad evitarle sarà contento. Quando però l'intervento è inevitabile, egli si presenterà per eseguirlo.

Alcuni esempi sul divenire del nuovo medico illustreranno per finire ciò che è stato detto:

La signorina G., 26 anni è da un anno malaticcia. Il suo medico pensa che si tratti di un'affezione polmonare e la manda in una zona climatica. Dopo sei mesi di soggiorno è ancora malata come al suo arrivo. Allora viene portata da me. Scopro un corpo mal nutrito, ma nessuna malattia polmonare. Inoltre mi colpisce un essere senza sentimento, apatico, mentre la paziente era stata molto attiva, gaia e buona. Appartiene ad una comunità religiosa molto seria così come tutta la sua famiglia. Arrivo alla conclusione che vi deve essere una sofferenza psichica, e comincio ad interrogarla sulla sua vita passata, la sua religione, i suoi rapporti con la vita. Finalmente tocco il punto malato. Questa brava ragazza di grande carattere, ha deciso molto presto che non si sarebbe mai sposata. Con la sua sorella minore e altre ragazze della comunità ha fondato «l'associazione delle vergini caste». Ogni membro promette di non sposarsi sotto pena di un'ammenda convenzionale di diecimila franchi. Ma il destino prese il suo cammino. Conobbe un giovane della stessa comunità e se ne innamorò. Un serio conflitto nacque in lei; voleva soffocare l'amore. Il risultato fu la malattia. Allora cominciò a vedere l'innaturalezza del suo atteggiamento e decise di ubbidire alle leggi della natura. Con una dieta terapeutica e questo mutamento interiore la salute ritornò. Anche sua sorella cambiò. Tutte e due si sposarono e donarono al loro paese quale ammenda convenzionale una scuola materna. Le due sorelle divennero delle donne diligenti e madri esemplari per i loro figli.

Il signor L., quarantenne, è un grande commerciante di successo e si era ammalato di stomaco. I medici proposero di operarlo. Era già in clinica quando ad un tratto si ricordò di aver sentito parlare di me. Mi telefonò per avere un appuntamento. Venne, dimagrito, lo stomaco abbassato e dilatato, sofferente d'insonnnia; rimetteva spesso il contenuto dello stomaco ed era stitico; senza dubbio un malato nutrizionale. La dieta terapeutica aiutò molto ma non vi erano dei sintomi psichici latenti, cosicché gli chiesi di parlarmi della sua vita spirituale. Si definì un filosofo autistico e soprattutto un grande seguace di Hilty. Aveva perso il padre in tenera età. Sin da piccolo vide la madre condurre una vita spinosa. Sviluppò presto una grande attività con cui superò con successo le miserie. A 30 anni sposò una graziosa e cara ragazza, Ma allora venne l'incredibile. Visse per dieci anni un matrimonio come tra fratello e sorella. Questa repressione psicologicamente e moralmente fondata dell'istinto procreativo si vendicò sull'istinto nutrizionale. Vi fu una dura lotta tra la bulimia insuperabile e il susseguente digiuno forzato. Quando ad esempio aveva digiunato per qualche giorno veniva spinto in una pasticceria dove comperava dei dolci e del pane che mangiava in un parco pubblico. Così nacque la sua malattia nutrizionale e dello stomaco. Il peso che gravava sulla sua anima cadde. Organizzò la sua alimentazione, il suo istinto procreativo e il suo matrimonio. I dolori allo stomaco svanirono e la coppia fu allietata dalla nascita di ben dieci figli. Ma per poco aveva evitato una grave operazione, che lo avrebbe reso per sempre storpio, senza mai guarirlo.

E infine voglio ancora raccontare la storia della recluta dal braccio paralizzato. Nel 1915 mi venne ordinato di entrare in una scuola reclute come medico condotto. Un giorno mi si porta una recluta, la quale non poteva più muovere il braccio destro. Il ragazzo è pallido e patito. Mentre visito il suo braccio inerme gli chiedo di parlarmi della sua famiglia. E' il figlio di una povera redova, che lo ha educato nella miseria. Ora doveva entrare alla scuola reclute. Era mal nutrito e non abituato all'ubbidienza. Il sottufficiale del suo gruppo si arrabbiava con lui e lo trattava grossolanamente. Afflitto si sveglia un mattino deciso a controbattere. La sua mano destra forma un pugno. Sa che avrebbe avuto la peggio e sarebbe anche stato punito. Allora ecco prodursi in lui un atto psichico di forza che risolverà la situazione: il suo braccio è a un tratto completamente paralizzato. Ecco ciò che penso e ordino dunque all'infermiere di sorvegliare se durante la notte il braccio non si muove in sogno. Il mattino annuncia: «La Recluta X ha mosso il braccio». E' un simulatore? Si deve punire? No. Parlo con lui, gli dò coraggio e gli prometto il tiasferimento sotto un'altro sottufficiale. Poi mi reco dal comandante della scuola. Il colonnello B. è una persona fine e altolocata. Capisce subito la situazione e ordina il trasferimento dando al caposezione delle indicazioni riguardo la recluta. Il braccio ha subito ritrovato il suo movimento. L'uomo fece la sua scuola reclute fino alla fine con una salute sempre migliore.

8.
DIFFERENZE NELLE TERAPIE

Il medico del circondario viene a controllare il mio sanatorio.

«Come?», dice, «non prescrive medicine?» – «Nel 99 % dei casi dove voi prescrivete medicine io elimino le cause patogene, i malati guariscono da sé e non devono soffrire delle conseguenze laterali e postume dei medicamenti», rispondo. Il medico del circondario: «Avete ragione riguardo il bromo. Per un certo tempo mi sentii male e i miei amici mi consigliarono di prendere del bromo. Li ascoltai. Dopo quattro settimane ebbi un avvelenamento di bromo. Non ne prenderò mai più; anche ai miei pazienti sconsiglio il bromo. Ma ad esempio con l'acido salicilo contro i reumatismi, questa è tutta un'altra cosa!» – Io: «Venga con me, le voglio mostrare il mio paziente giovane ma storpio, il quale per anni ha preso dei chilogrammi di acido salicilo. E'qui da tre mesi senza acido salicilo. Ora il processo si è arrestato e vi è pure un lieve miglioramento. Però per ciò che riguarda l'acido salicilo siamo arrivati troppo tardi. Rimarrà storpio. Se tali malati arrivano in tempo guariscono, ma senza acido salicilo. Lei, caro collega, dovrebbe prendere per un certo tempo dell'acido salicilo: allora ne parlerà come del bromo». Il medico del circondario se ne andò senza pronunciare una parola.

Conosco gli stadi del vecchio e del nuovo medico per esperienza. Il nuovo medico vede le malattie reumatiche in un altro modo del vecchio. Il vecchio medico descrive minuziosamente le diverse forme della malattia, osserva inoltre le infiammazioni delle tonsille, le toglie e prescrive dei preparati salicili, cure di zolfo e bagni. Una commissione internazionale per la ricerca e la lotta contro le malattie reumatiche nata qualche anno fa, constatò dapprima che la medicina non sapeva pressoché nulla sulle cause reumatiche.

Ancor oggi la medicina ufficiale ritiene che il reumatismo non ha nulla a che vedere con la nutrizione. Mette così a tacere in modo sorprendente delle serie ricerche e dei fatti importanti.

Dopo che ebbi potuto guarire centinaia di reumatici, ritengo che il reumatismo in tutte le sue forme, sebbene includa anche l'influsso infettivo, è una malattia nutrizionale – detto generalmente una malattia complessa causata dal disordine. Decisivi per questo giudizio sono i successi terapeutici che raggiunsi con sicurezza quasi matematica grazie ad una giusta esecuzione della terapia ordinativa. Ma conosco abbastanza risultati scientifici e fatti che sostengono le mie affermazioni. Così ad esempio i risultati del grande esperimento nutrizionale condotto dal fisiologo americano Russel H. *Qhit-tenden;* la sua guarigione di un reumatico cronico dopo un intervento per asportare l'intestino crasso da parte del grande chirurgo inglese Sir Arbuthnot *Lane,* che contribuì a che questo chirurgo smettese la sua attività chirurgica per fondare una New Healt Society per insegnare alla gente la prevenzione invece di attendere finché l'intestino crasso, quale focolaio infettivo a causa di una cattiva nutrizione, abbia gettato tutto l'organismo di una grave malattia, dovendo così venir asportato. Conosco la formazione della carie e della paradentosi attraverso la cattiva nutrizione e quale sintomo di un danno nutrizionale e dell'indebolimento di difesa dell'intero organismo, la formazione di focolai infettivi nelle radici di denti otturati e nelle tasche paradentoiche, che conducono anche all'infiammazione delle tonsille, creando con questo nel corpo indebolito l'infezione focale, la tossicosi focale, la sepsi orale quali cause secondarie dei reumatismi. So della malattia delle cavie colpite da artrite deformante quando Stiner le nutrì con un cibo cotto in autoclavi. So della formazione e della guarigione di quel processo patogeno nei capillari e nei tessuti che porta il nome di «infiammazione serosa» a causa della nutrizione, un processo che sta alla base dei reumatismi. Conosco le ricerche di Katase e so dunque dell'acidosi alimentare, dovuta a cibi con eccedenza proteiche, di carne, zucchero e grassi, dell'osteopatia (indebolimento osseo) e dell'influsso salutare del sole sulle ossa e le articolazioni.

Da tutti questi fatti mi risulta evidente che il reumatico di qualsiasi forma, ha anzitutto bisogno di una dieta terapeutica per eliminare l'acidosi, per ristabilire l'equilibrio chimico e colloidale nel sangue e nei tessuti, per aumentare i processi redox, per rinvigorire la forza di difesa dell'organismo contro l'invasione settica, per eliminare la sepsi al colon e liberare il corpo dagli insalubri focolai infettivi; che però deve venir sradicata anche la tossicosi focale e che inoltre devono venir riodinate tutte le relazioni della vita.

Soltanto con ciò il reumatico di ogni genere patogeno – le distruzioni già avvenute permettendolo – potrà veramente guarire. L'acido salicilo non ha posto in questa terapia, non ha nessun rapporto con le cause delle malattie reumatiche.

Perché il medico all'antica non vede queste cose? Semplicemente perché non le impara. Perché la scuola non le vede? Poiché distruggerebbe tutto il suo edificio e causerebbe una rivoluzione in campo terapeutico.

Persino Diogene con la sua lanterna cercherebbe ancor oggi in pieno giorno un'azione medica per prevenire i reumatismi. Tuttavia le malattie reumatiche sono molto estese. Le casse malati della città di Berlino calcolano tre volte e mezzo più giorni di trattamento per i reumatismi che per la tubercolosi. La popolazione svizzera vive talmente con la paura della corrente d'aria che non si può mai aprire un finestrino nei treni. Meglio l'aria viziata di un finestrino aperto. Dove regna l'ignoranza vi è anche la paura e la superstizione, oggi come nel più oscuro Medio Evo.

Si potrebbe prevenire i danni nutrizionali e l'indebolimento della costituzione; si potrebbe prevenire la sepsi intestinale; si potrebbe prevenire la carie, la paradentosi e dunque la sepsi orale; si potrebbero prevenire le malattie reumatiche, si potrebbero prevenire ancora molte altre malattie serie sullo stesso terreno, se si volesse finalmente capire questi rapporti e si cominciasse a muovere l'umanità, con un esempio e un insegnamento medico, verso una nutrizione e un ordine di vita secondo le leggi ordinative della vita. Con l'acido salicilo e lo zolfo non si ottiene né la guarigione né la prevenzione. Senza questo ordine il reumatismo non nasce solo se la costituzione cogenita è straordinariamente resistente o se altre malattie sostituiscono i reumatismi; semmai le forze reumatiche acute vengono vinte da organismi giovani o sostituite da altre malattie, spesso però avvengono delle ricadute che conducono alla malattia cronica.

Un trentacinquenne venne al mio studio dopo il quinto di quegli attacchi di reumatismo articolare acuto che da anni duravano per mesi. Ogni anno la durata dell'attacco si prolungava. Non era mancato l'acido salicilo, ma non si era mai pensato all'ordine vitale. L'ultimo attacco sembrava non volesse mai finire. L'acido salicilo non faceva alcun effetto. Anche il cuore era stato colpito. La malattia era entrata allo stadio subcronico. La temperatura era sotto la febbre: molte articolazioni erano gonfie e dolorose. Il paziente non poteva più né camminare né stare in piedi. Tolsi tutti i medicamenti e inizia con la terapia ordinativa. In tre giorni la febbre aumentò al di sopra di 40 gradi, nuovo gonfiamento di tutte le giunture. Per sei settimane la lotta continuò. In due turni il gonfiore percorse tutte le articolazioni. Alla fine della sesta settimana la temperatura ridivenne normale, tutte le articolazioni non si gonfiarono più né dolsero. Il paziente aveva ricevuto una lezione e seppe d'allora in poi come vivere. Venne risparmiato dai reumatismi. Questo processo mi insegnò che l'acido salicilo paralizza la lotta opprimendo i sintomi. Con la sua abolizione riprese la lotta che percorse due volte le articolazioni in sei settimane. Ma questa lotta portò alla guarigione.

Le malattie reumatiche che durano anni, l'artrite deformante, la malattia di Bechterew, l'artrite e l'artrosi di Spondyl, la tipica gotta, tutto guarisce con gli stessi mezzi terapeutici per quanto questo sia ancora possibile. Il processo patogeno si ferma; i disturbi più gravi non possono più venir tolti.

Delle dottoresse inglesi adottarono la mia terapia nutrizionale per i reumatici. Dirigono a Londra un grande ospedale, il «Royal free Hospital». Da due anni curano dei casi di reumatismi, taluni che durano già da più anni con la mia dieta terapeutica e hanno illustrato i risultati in un cortometraggio. A priori non vengono usati altri mezzi terapeutici. I successi di guarigione, come si vede dal film, sono sorprendenti. Secondo ciò che ho udito, la mia terapia è allo studio anche in altri ospedali inglesi. Con questi successi evidenti nessuno può più sostenere che i reumatismi non hanno nulla a che vedere con la nutrizione o allora è un ignorante.

E' ancora vivo in me il ricordo dei miei primi anni di pratica. Tra la popolazione operaia dovetti curare anche molti reumatici. Li curavo, come imparato, con dei preparati di salicilo. I dolori di solito diminuivano ma la persona non «guariva», spesso si rovinavano lo stomaco. Ero molto scontento. Anche se curavo le dosi, il risultato nvn mi soddisfaceva. Ero come un cieco che deve guidare un altro cieco. Spesso pensavo, e non soltanto per i reumatici, alle parole della Bibbia: «quando un cieco guida un altro cieco, ambedue cadono nel fosso». Mi mancava l'esempio per la mia attività medica riguardo le malattie interne. Guardavo ciecamente la carie, la costipazione, l'emicrania, le malattie cutanee non infettive, le affezioni cardiache e vascolari, le malattie intestinali, i mali di fegato e dei reni, le malattie delle glandole secretive e le malattie nervose; così ciecamente come i reumatismi. Potevo sì stabilire la solita diagnosi, dare un nome alla malattia e prescrivere ciò che il professore e il libro dettavano, ma non vi era tra diagnosi e terapia nessun rapporto cognitivo.

Quando finalmente ebbi acquisito le mie nozioni sugli effetti dell'alimentazione nell'organismo umano e la cognizione delle leggi ordinative incontrai leggendo l'«Aurora» di Nietzsche il seguente discorso:

> «La stupidaggine in cucina: la donna quale cuoca: l'orrenda incoscienza con cui si cura l'alimentazione della famiglia e del padrone di casa! La donna non capisce ciò che significa il cibo e vuol essere cuoca. Se la donna fosse un essere pensante, avrebbe scoperto già da secoli i grandi fatti della fisiologia e si sarebbe così impossessata dell'arte curativa. Con delle cattive cuoche, con la mancanza completa di coscienza in cucina lo sviluppo dell'uomo si è da tempo arenato e ancor peggio si è ridotto; oggi le cose non stanno molto meglio – un discorso alle figlie maggiori».

Dapprima mi meravigliai: come poteva sapere Nietzsche che nella cucina, nell'alimentazione si trovano «i maggiori fatti della fisiologia» persino l'arte curativa? Dopo però mi resi conto che queste parole erano indirizzate un tempo a me e alla medicina, la medicina quale figlia maggiore! Infatti «oggi le cose non stanno molto meglio» se si guarda la media. Oggi si deve ammettere che la teoria nutrizionale e dietetica creata nella seconda metà del XIX secolo alla luce della ricerca nutrizionale recente, soffriva di una mancanza di coscienza.

Allora si riteneva insufficiente un cibo senza carne, e il vegetarianismo era deriso e preso quale capriccio. Inconsciamente accusavamo il vegetarianismo quale causa per la cattiva fisionomia di un vegetariano. Solo Nietzsche disse già allora:

> «Credo che i vegetariani con le loro leggi di mangiar meno e più semplicemente abbiano fatto di più di tutti i nostri sistemi morali messi assieme».

Allora gli uomini diventavano vegetariani soltanto quando erano gravemente malati e avevano perduto la fiducia nella medicina. Ragione sufficiente per avere un brutto aspetto. Ma quali indicazioni ricivevano allora i vegetariani dalla scienza, come, ad esempio, condurre un'alimentazione senza carne? Ancora nel terzo decennio di questo secolo vi erano professori di medicina, i quali pare non sapessero dare tali indicazioni. Un piccolo esempio:

Nel 1929 una donna vennne da me dall'Italia e disse:

«Vengo per ringraziarla, poiché grazie a lei sono guarita. Fui per molto tempo malata e andai da diversi specialisti. Uno mi consigliò di mangiare solo vegetali; per sei mesi non toccai più carne e mangiai soltanto ciò che la tavola mi offriva altrimenti, e secondo ciò che io avevo capito. Non migliorai ma mi indebolii. Allora andai da un altro specialista a Francoforte. «Certo», mi disse, «non può mangiare carne. Deve fare una dieta vegetariana, ma come sta scritto in questo libricino». Me lo mostrò: «Cibi a base di frutta e di legumi crudi». Comprai subito questo manuale e mi nutrii esattamente secondo le prescrizioni. Per sei mesi mi nutrii così. Ora sono guarita. Sono venuta a Zurigo per vederla e per parlarle della mia esperienza».

Oggi, nell'era dei prodotti sofisticati, dello zucchero raffinato, dei mangimi cotti, delle conserve, delle concimazioni errate è più facile nutrirsi vegetarianamente a scapito piuttosto che in favore della salute. Per prescrivere un'alimentazione sana senza carne, o semplicemente una dieta terapeutica il medico deve avere delle conoscenze e delle capacità molto più complete della media dei medici; deve anche aprirsi un varco tra una miriade di pregiudizi e di prevenzioni, infine non deve temere lo sforzo di istituire minuziosamente il malato e vincere le sue fissazioni sui valori della nutrizione e le sue paure. Un'alimentazione concepita e preparata secondo le attuali conoscenze scientifiche è qualcosa di completamente differente di certi cibi «vegetariani». Quale qualità nutritiva e salutare è al di sopra di qualsiasi altro cibo.

L'alimentazione con un potenziale d'azione massimo, il massimo valore curativo e il più sorprendente valore nutritivo è rappresentata da un cibo vegetale concepito e preparato secondo le regole. Il suo effetto salutare aggiunto ad una vita ordinata raggiunge la meraviglia. Non guarisce la malattia ma l'intero organismo dandogli le forze per superare qualsiasi morbosità fin quando non sia troppo tardi.

Nel nostro corpo agisce un principio ordinativo, che supera continuamente i disturbi e mira continuamente a ripristinare ciò che noi chiamiamo salute. Parliamo dunque di un potenziale per creare la salute, del cosiddetto potenziale igio-genetico del nostro corpo, oppure della forza curativa naturale. Il ripristino della salute attraverso questo potenziale è chiamato igiogenesi. In ogni malattia si svolge una lotta tra le cause che disturbano la salute e il potenziale igiogenetico. Se le cause sono più forti del potenziale, la malattia diventa cronica. Ogni ripristino della salute è dovuto alla vittoria del potenziale igiogenetico. Per quanto la forza di tale potenziale dipenda dall'alimentazione – quasi sempre – sono i cibi a base di frutta e legumi crudi che aumentano la forza al massimo. Non porta al corpo soltanto tutte le sostanze nutritive ma anche i sali minerali e le vitamine in un equilibrio armonico e inoltre pure i più alti valori ordinativi, ossia anche i massimi potenziali redox, come ho detto prima, cioè il più alto valore solare. Perciò i cibi crudi sono l'alimentazione terapeutica per eccellenza e perciò è utilizzata quale misura terapeutica di primo grado in ogni genere di malattia.

Questo raggio di cognizione dietetica ha dapprima incontrato nella medicina un mondo buio di idee e di opinioni dietetiche che si difendevano contro la luce. Si proiettarono raggi di proscrizione e si parlò di sciocchezze, come raramente all'apparizione di nuove conoscenze. Pensai spesso al trattamento fatto al gioiello di Pandora da parte di «esperti» nel «Prometeo e Epimeteo» di Spitteler. Lentamente però l'aurora è giunta. E' perlomeno riconosciuto che i cibi vegetali crudi devono essere parte preponderante nell'alimentazione umana quale cibo protettivo che mantiene la salute. Inoltre dei noti autori hanno confermato il significato delle cure vegetariane in diversi casi di malattia.

Questa situazione diventa più chiara quando si sa che la dietetica precedente esigeva una dieta per ogni genere di malattia e non per l'intero organismo e che era da tempo abituata a proibire seriamente qualsiasi crudità poiché le ritenevano difficili da digerire e temevano i batteri. Poiché non conosceva né le vitamine né le leggi d'equilibrio e d'organizzazione, mancavano a questa dietetica molte basi per poter intraprendere degli esperimenti terapeutici intelligenti e appropriati con l'alimentazione.

Dei tentativi di terapia nutrizionale intrapresi in casi di reumatismi, di malattie cutanee o altre, fallirono completamente. Così si formò l'idea che queste malattie non avevano nulla a che vedere con la nutrizione. Dei punti di vista superficiali portarono a diete protettive per lo stomaco e l'intestino: diete che si rivelarono, dopo l'esame intrapreso dalla nuova scienza nutrizionale, quali diete gravemente incomplete, con cui il malato perdeva così delle reazioni scomode ma nel frattempo cadeva nella vitaminosi. Dei punti di vista pure superficiali portarono alla dieta proteine-grasso contro il diabete. Non si pensava neppure a ciò che si combinava con delle simili diete.

A questo punto il nuovo medico doveva agire in modo rivoluzionario e basandosi sulle nuove leggi nutrizionali doveva intraprendere un viaggio dietetico alla Cristoforo Colombo per ogni malattia finora mai trattata, secondo le giuste leggi nutrizionali. Ed ecco che le malattie più disparate reagiscono alla nuova dieta curativa, sempre alla stessa dieta con un potenziale d'azione massimo. Così i reumatismi, la gotta, le malattie cutanee, le affezioni intestinali, il diabete, le malattie nervose, l'emicrania, l'asma, la febbre del fieno, le malattie cardiache e vascolari, l'idropisia, le malattie renali, della vescica, i calcoli, le avitaminosi, le ipovitaminosi, le malattie dovute a mancanza di sali minerali, le malattie ostee, infettive, ecc. L'abolizione del disordine causale e il rassodamento del potenziale igiogenetico si rivelarono essere la vera terapia, la terapia magna. Era soltanto necessario adattare in modo competente questa dieta di base in certi casi alla debolezza organica specifica e spesso anche alla situazione di reazione individuale.

Poiché la terapia nutrizionale era in cattive acque, nelle mie illustrazioni il problema dell'alimentazione terapeutica è sempre stato al primo piano. E' molto importante, ma non più importante delle altre questioni dell'ordine vitale. Vivere nell'aria viziata, soffocare la vita cutanea, viziare e avvezzare male il proprio corpo, condurre vita notturna invece di coricarsi e di alzarsi presto, avere dei vizi, non controllare gli istinti animali, lasciare l'anima in balia dei venti, non dirigere le esperienze, non allenare le forze della coscienza – tutti questi disordini causano danni, malattie, sofferenze e deperimento, anche qui un vasto campo di attività curativa e preventiva attende il nuovo medico, un duro compito davanti al quale si è tentati di capitolare, poiché significa lottare contro cattive abitudini, contro delle catene nascoste, in breve: superare l'uomo. E poiché soltanto l'Io con una forte coscienza può superare l'uomo, il medico deve capire, deve accattivarsi il malato per questa mutazione, lo deve guidare. Soltanto quando il medico avrà risolto questo compito su sé stesso potrà influenzare il malato. Se non ha iniziato a risolverlo non potrà dare un senso all'intera terapia ordinativa. Le sue medicine per le malattie interne resteranno i medicamenti e i sieri, per il resto deciderà Iddio.

Con queste ultime parole ho pronunciato la ragione psicologica, perché la terapia ordinativa rappresenta nella scuola medica una presenza scarsa, perché non vi sono corsi obbligatori di aeroterapia, idroterapia, elioterapia, cineterapia e psicoterapia.

Vi è un'ulteriore ragione che si oppone all'entrata della terapia ordinativa nella pratica medica. Per la prima visita approfondita di un paziente con malattie interne mi ci voleva mezz'ora, d'abitudine un'ora. Per istruirlo sulle misure individuali necessarie, per diminuire i suoi pregiudizi e le sue paure avevo bisogno di un'altra mezz'ora, di regola di una seconda ora. Una ricetta medica o una iniezione si sarebbe fatta in cinque minuti. La seconda mezz'ora o l'ora non viene pagata. Spesso il paziente trova che il mio onorario è troppo elevato sebbene lo pagherebbe ovviamente ad un altro medico, perché non gli ho dato nulla. E questo si ripete anche per le consultazioni successive.

Il Dott Jackson racconta come accadeva da lui. Un sacerdote era venuto dalla California a Toronto per consultarlo, Mentre nella sala d'attesa altri pazienti aspettavano, egli si occupò per due ore del sacerdote. Dopo aver lasciato lo studio il sacerdote si riaffacciò alla porta chiedendo: «Le devo qualcosa?» Si vede: la misteriosa ricetta latina ha un valore mentre no ne ha l'insegnamento approfondito, nemmeno per la gente colta, Qui potete vedere – dice il Dott. Jackson – contro cosa un simile medico deve lottare.

Anch'io ho fatto abbastanza esperienze simili. E pure il commissario delle tasse per la difesa nazionale mi ritenne un Creso, perché molti malati venivano da me e voleva esigere da me cinque volte la somma dichiarata. Dopo aver controllato i miei libri mi disse: «Non mi sono mai sbagliato su qualcuno come su di lei. Vi sono molti medici che guadagnano più di lei lavorando molto meno. Sono d'accordo con la sua dichiarazione». Dopo alcune settimane di cura un commerciante di Vienna mi disse: «Come può lavorare a certi prezzi, nessun commerciante lo farebbe; deve ‹disporre› altrimenti». Io risposi: «Lei non sa cosa guadagno». Egli: «Si, l'ho calcolato esattamente. Lei guadagna per paziente e per giorno due franchi». Il suo calcolo corrispondeva esattamente al bilancio.

Tuttavia ero considerato un medico costoso. Vi sono però dei pazienti che riconoscono i risparmi che si possono fare con la terapia ordinativa. Il signor X, un ex paziente mi ferma nella strada: «Oggi ho guardato i miei registri e ho notato ciò che segue: prima che venissi da lei venti anni fa, per curare la mia affezione intestinale cronica, ero stato per sei anni in cura da altri medici. In quei sei anni le mie spese ammontarono, per medico e farmacia, a

20 000 franchi. Nei venti anni che seguirono la sua cura ebbi per me e per la mia famiglia una spesa nettamente minore, quanto crede? Le dirò: 1000 franchi».

I malati che si rivolgono a me sono in genere già stati in cura da altri medici o specialisti in cliniche o in stazioni climatiche. Mi dannno la possibilità di conoscere le terapie di tutto il mondo e di paragonare dunque anche le differenze terapeutiche e degli effetti. Per poter introdurre la terapia ordinativa e per poterli curare con tutte le nostre misure terapeutiche, creai una clinica privata per 60–80 persone, formando una équipe di medici specializzati nella nostra terapia, tra cui due dei miei figli, assumendo delle infermiere, accludendo un laboratorio di ricerche cliniche con a capo un clinico fisiologico, e un gabinetto per raggi Rontgen. La mia clinica è una casa per l'ordine vitale terapeutico. Ho trattato i pensieri medici ivi realizzati in uno scritto dal titolo «Il senso dell'organizzazione terapeutica».

Osservando la guarigione di così molti pazienti con la terapia ordinativa, riconobbi sempre più chiaramente che nell'ordine della vita, secondo le leggi citate, si trova anche quella via che manca quasi completamente all'umanità di oggi: la via della profilassi individuale. Abbiamo una igiene pubblica esemplare, ma vi sono molte carenze nella igiene individuale, sebbene le cose siano migliorate dalla prima guerra mondiale. Questa cognizione mi pose un nuovo compito trattato già da altri medici e da laici competenti, il compito di divulgare le conoscenze sui problemi da me riconosciuti riguardo alla vita e la salute umana. Per assolvere a questo compito iniziai alla fine del 1923 la pubblicazione di un mensile che intitolai, in ricordo di una discussione con Rainer Maria Rilke, «Svolta nella vita e nella sofferenza». Fu un lavoro supplementare, ma un lavoro che si rivelato utile. Molte lettere venute da lontano e da vicino mi hanno provato che vi sono al mondo molti sofferenti che aspettano questa novella e che sono in grado, basandosi sulle spiegazioni contenute nel mensile e nei libri della «Svolta» di realizzare su sé stessi le terapie e ritornare così senza l'aiuto del medico nel mondo dell'ordine e della salute.

L'istruzione è utilissima in tutti i settori vitali. Condivido pienamente le seguenti parole del grande scienziato dietetico Sir Robert Me *Carrison* (Oxford), il quale dice:[6]

> «Attualmente non vi è nulla di più importante del problema per una giusta alimentazione della popolazione; nessuna necessità maggiore e più urgente dell'istruzione sul problema nutrizionale».

La nostra popolazione è completamente malata nutrizionalmente. Questo lo dimostra la sola espansione della carie. Si incontrano anche con una regolarità sorprendente le conseguenze dell'alimentazione errata, quali cause patogene secondarie aventi un ruolo così insalubre, cioè la costipazione e la sepsi orale.

Rosenow, il noto studioso della sepsi orale alla clinica Mayo in America dice:

> «Il pubblico dovrebbe pertanto venir informato con una propaganda pubblica per la salute, affinché ognuno sappia a quali pericoli è esposta la sua salute generale quando i denti raggiungono l'infezione purulenta. Il pubblico dovrebbe inoltre sapere che soltanto l'asportazione tempestiva dei denti morti previene da danni maggiori. Prevenzione dovrebbe essere la parola d'ordine». Se ci asportassero tutti i denti morti per prevenire danni maggiori, l'80 % delle nostre popolazioni avrebbero protesi dentarie a 40 anni. Allora forse si comincerebbe a parlare dell'unica profilassi valida contro la carie e le sue conseguenze: l'ordine dell'alimentazione nelle popolazioni.

L'espansione delle malattie infettive, angine, catarri bronchiali, sinusite, infiammazione mascellare, influenza, tubercolosi, sepsi strisciante, reumatismi, testimoniano dell'indebolimento delle for-

6 Hippocrates Verlag

ze difensive. Il significato del fatto che la nostra popolazione è ai primi posti tra i paesi civilizzati per ciò che riguarda la mortalità per cancro, è riconosciuto da pochi. Nonostante i fatti già noti, nonostante *Barker, Liek, Friedrich L. Hoffmann,* non si vuole ammettere che un'alimentazione sbagliata è una delle cause del cancro e – oltre veleni e medicinali – è la causa di malattie maligne. Si martirizzano milioni di animali per studiare il fenomeno del cancro ma l'unico esperimento valido sarebbe: la riorganizzazione di un gran numero di popolazioni per una alimentazione sana, per studiare l'influsso di questa misura sulla cancerogeneità, ma questo non avviene. Non è ancora bastato che *Hindhede,* nell'ebdomandario medico di Monaco abbia invitato il mondo medico a riflettere, che durante i due scorsi decenni la frequenza del cancro allo stomaco era diminuita sensibilmente nelle nostre due città di attività, Zurigo e Copenhagen.

Il risultato di una tale considerazione del problema profilattico è già sconsolante anche quando osserviamo la semplice azione dell'alimentazione. Per il medico di vecchio stampo non vi è un'autoprofilassi attraverso l'igiene. Mentre i medici, quali uomini, dovrebbero intervenire dando un esempio indicativo alla popolazione, essi negano i fatti o tacciono. Soltanto il nuovo medico conosce le leggi ordinative della vita, la terapia e la profilassi ordinativa, ma di nuovi medici ve ne sono pochi.

Un proverbio dice: meglio prevenire che guarire. Io sostengo: data la situazione attuale del corpo e dell'anima, prevenire é molto più difficile che guarire. Soltanto il sofferente ha orecchie per intendere. Il senso della malattia è far riconoscere all'uomo il suo errore, facendolo rientrare nel regno dell'ordine. Seguire la via della terapia ordinativa con una maggiore coscienziosità significa: riempire il senso della malattia. Colui il quale riempie sempre il senso della malattia guadagna una nuova, maggiore salute, come dice Nietsche «una salute più forte, più scaltra, più tenace, più audace, più gaia di tutte le saluti esistenti finora». Coloro i quali hanno ottenuto con la guarigione una tale salute porteranno la loro cognizione a casa e nella popolazione. Saranno i divulgatori della teoria e i risvegliatori delle popolazioni ad una vita più sana e dunque profilattica. Le persone guarite attraverso la terapia ordinativa sono i migliori e più credibili maestri del prossimo per l'igiene individuale. Sono il lievito che fa fermentare le masse. La via della profilassi pubblica passa dalla malattia vinta, dall'ospedale, o meglio dalle case di guarigione della terapia ordinativa. E'questa la medicina della salute, contrariamente alla medicina della malattia voluta da quel medico francese il quale scrisse il libro «Les medicins qui tuent».

Alla differenza terapeutica corrisponde anche la differenza dell'effetto, il risultato. Anche sugli effetti i miei colleghi, ma anche alcuni ex malati, hanno pubblicato dei rapporti che si possono trovare nei «libri della svolta», nel mensile «La svolta», nell'ebdomadario medico «Hippocrates» e in altre riviste specializzate. Infine vorrei citare alcuni esempi:

1

La trentaduenne signora L. viene da me, disperata. E' iniziata la terza gravidanza. A causa del bacino stretto, il primo bimbo dovette venir sezionato nella clinica. Le si disse che mai avrebbe potuto partorire normalmente. Nella seconda gravidanza si dovette procedere a un parto prematuro al settimo mese. Questo avvenne ma il bambino morì. Misurai il bacino e dissi: «Se lei segue esattamente e coscienziosamente ciò che le consiglio, andrà tutto bene. I bimbi precedenti erano troppo grandi. Con un comportamento giusto è possibile matenerli piccoli ma tuttavia sani e forti. A questo punto però è necessario seguire esattamente le mie indicazioni nutrizionali, e inoltre i muscoli del bacino devono venir rassodati con la ginnastica e bagni in acqua fredda». La donna seguì esattamente le mie istruzioni. Partorì al momento giusto, alla fine della gravidanza, una bambina piccola ma sana in sei ore, e senza l'aiuto medico. Venti anni dopo la figlia cresciuta e sana venne per chiedere dei consigli per sua madre.

2

Rapporto di una paziente molto colta, che fu infermiera nella mia clinica e che oggi dirige la cucina ed è insegnante in una scuola domestica in una grande città estera. Stavo scrivendo nella mia cucina della scuola. Entra un grande uomo, vecchio, un contadino di Oberfranken, 71 anni. Mi racconta la storia della sua vita. 15 anni fa era gravemente malato. Infine andò da un medico naturalista il quale gli consigliò di cambiare completamente il suo modo di vita. Lesse poi alcuni dei suoi libri e da allora visse secondo le sue istruzioni, senza né carne né alcool. Con questo guarì. Si sente ancora forte e fresco, cosicché durante l'ultimo raccolto ha potuto caricare 40 carri di cereali e di fieno. Mentre raccontava si entusiasmava. Aveva lui stesso provato che la nuova alimentazione «pura» influiva anche sulla psiche. Ora non era soltanto più paziente con il suo prossimo ma trattava anche il suo bestiame con dolcezza ed amore, molto meglio di prima e con più comprensione. Quando udì che avevo lavorato per molto tempo da lei, era felice e mi pregò di esprimerle la sua riconoscenza.

3

> «A causa di un'artrite deformante alle ginocchia, il mio medico mi prescrisse un'alimentazione vegetariana, di cui io non soltanto fui sorpresa, ma a cui ubbidii malvolonieri. Mi richiese pure molti sacrifici; ma le articolazioni migliorarono lentamente, e poco a poco cominciai ad amare questo nuovo modo di vita e oggi avviene che non potrei più rinunciarvi. Non soltanto le mie ginocchia sono pressoché guarite in tre mesi, ma anche altre malattie laterali come un collo ingrossato, la stitichezza, la pressione sanguinia alla testa guariscono e sto persino riacquistando lentamente la mia linea snella. Devo confessare che mai avrei pensato a quanta salute, forza e gioia si potesse raggiungere con questa nuova alimentazione».

Così mi scrisse una donna di 40 anni.

4

Estratto di una lettera di una quarantennne moglie di un albergatore.

A trentadue anni iniziò una strana malattia il cui sintomo era l'infiammazione della mucosa della bocca, del canale digerente, cosicché il nutrirsi era molto difficile. Vi si aggiunse una «corrosione alla mascella e allo sterno», una ipersensibilità ai dolci e un esaurirsi delle mestruazioni. Le cure più disparate non dettero alcun risultato. Dopo otto anni di malattia la situazione peggiorò; vi furono dei periodi di febbre e una volta ebbe un attacco di itterizia. Il medico le proibì allora tutti i cibi crudi. Nel decimo anno di malattia venne per otto giorni nella mia clinica. Con l'alimentazione cruda prescritta il suo organismo – cosa rarissima – reagì con la costipazione. Per questo interruppe la cura. Ciò che seguì sta scritto nella lettera che mi pervenne due anni dopo.

«Volevo provarci in un altro modo, seguire nuove strade, ma mi perdevo continuamente in un dedalo oscuro. Ero completamente disperata. Allora presi in mano tutte le riviste «La svolta» e iniziai a studiare intensivamente la sua teoria. Mi illuminò, mi entusiasmò e notai che corrispondeva esattamente ai miei sentimenti etici. Mi dissi che qui si doveva celare la verità, la salvezza non poteva venir che da lì, e venne ... Durante i mesi seguenti, che chiesero molti sforzi al mio carattere, imparai, imparai da lei, che non basta essere vegetariani per guarire, che si deve pure imparare a superare sé stessi, a rinunciare. Questo fu molto duro per me, vivendo nell'abbondanza, non vedendo altro che «manicaretti» scelti, mi abituai a mangiar poco con il 90% di cibi vegetali crudi. Per dieci mesi vissi così; ogni tanto bevevo un tè molto dolce e mangiavo un pezzo di torta, ciò che mi causava una forte ricaduta. E' da anni la prima volta che abbia potuto lavorare durante tutta l'intera stagione, sia fisicamente che psicologicamente, dato che la direzione dell'albergo è quasi completamente nelle mie mani. Non soltanto ora sopporto bene l'attuale caldo e mi sento fresca, ma sono anche aumentata di dodici chilogrammi. Lo scorso anno infatti non pesavo più che 30 chili ed ero sfinita. Ognuno è sorpreso del mio buon aspetto e dalla mia energia. Sì dottore, lei ha ragione, mille volte ragione. Si può vivere quasi esclusivamente di vegetali lavorando anche duro, premesso però che non si mangi troppo ma che si usino anche altri mezzi come il sole, l'acqua, la ginnastica respiratoria, e che si facciano delle lunghe passeggiate».

Questo caso è soprattutto istruttivo poiché dimostra che il medico non ce la può fare da solo, ma che lo sforzo decisivo deve essere compiuto dal malato, che il malato deve acquisire i nuovi pensieri terapeutici e che si deve superare la propria persona. La signora ha riconosciuto un errore che può rovinare tutto sin dal principio e che viene facilmente commesso all'inizio della cura: un ingerimento esagerato di cibi. Pieni delle suggestioni della sottonutrizione proteica, che dominano oggi la medicina e il pubblico, i magri soprattutto, mangiano in grandi quantità per avere abbastanza proteine e per non dimagrire ulteriormente. Non si parla però di una buona masticazione e di una giusta insalivazione. Con questo errore la paziente fece fallire la prima cura. Dopo l'abolizione dell'errore la donna aumentò di ben 12 chilogrammi con una nutrizione minima.

5

Il quarantasettenne signor G., che non ho mai visto, mi manda il racconto della sua esperienza in sei pagine fitte fitte. Illustra i rapporti ereditari, la sua giovinezza, la carriera, la durata e la cura medica della sua malattia, e poi il processo della sua guarigione – tutto con una grande chiarezza ma troppo prolisso per essere pubblicato senza riassunto:

I genitori sono di famiglia contadina, in cui si manifestano reumatismi e arteriosclerosi. Il padre è artigiano edile, grande e forte, a momenti beve molto alcool. La madre è fragile, muore al secondo parto quando il nostro relatore ha tre anni. Fino a sette anni il bimbo abita dai nonni poi il padre si risposa e lo riprende con sé. Seguono sei fratellastri. Egli deve fare i lavori domestici alla matrigna e per questo a scuola riscontra molte difficoltà. I maestri lo tormentano, il padre lo rimprovera.

Dei mesi con poco lavoro, la perdita di guadagno per incidenti sul lavoro, la tendenza a reumatismi articolari, la resipola, due polmoniti colpiscono il padre e la famiglia portando tribolazioni e si mangia di magro. L'alimentazione è insufficiente da ogni punto di vista, molto condita, salsicce buon-mercato; frutta e verdura rari.

Il nostro ragazzo è arretrato nello sviluppo. Nel periodo scolastico si affacciano dei sintomi patogeni: infezione sulle labbra, lingua patinata, cattivo alito, carie, gonfiore vascolare. Viene curato medicalmente. «Più durava la cura, e peggio stavo» scrive,

> «così crebbi senza amore materno, senza comprensione per i bisogni fisici e psichici di un giovane adolescente. La sera mi addormentavo piangendo con la nostalgia di mia madre defunta. A causa della costituzione gracile avevo delle inibizioni e dei complessi d'inferiorità, per cui temevo di non mai avanzare nella vita. A 15 anni, 1,50 m. di statura, entrai nell'apprendistato».

Lavora con piacere. Il principale capisce la sua situazione. Ma la salute peggiora: pigrizia intestinale, vede scintille, si sente svenire, ha vomiti, ecc: una vera beri-beri europea, come dico io. Il medico parla di catarro agli apici dei polmoni. Con la bontà del principale ogni anno fa un soggiorno in campagna per riprendere le forze. Dai 22 anni, per tre anni si ripetono le tonsilliti. Il medico dice che dipende dal fumo, ma egli non ha mai fumato. In un periodo di convalescenza va a Sorengo da un medico naturista, il quale gli consiglia di mangiare carne. Dopo il rientro informa il suo dottore di questo consiglio «medico». Questi pensando che il consiglio viene da un professore è d'accordo, appena sa che è di un naturista «la prescrizione è dubbia».

> «D'allora in poi ho tuttavia evitato la carne. Insalata con del limone, pasti a base di frutta cruda e cotta divennero i miei cibi preferiti. I

dolori alla gola svanirono, l'evacuazione giornaliera rivenne, la gioia di lavorare aumentò.

A 29 anni si sposò. Il matrimonio lo riporta alla nutrizione consueta. A 35 anni viene colpito da un'influenza e in seguito da artrite articolare acuta. Va all'ospedale, rifiuta carne e caffè e dopo 14 giorni anche le pastiglie di salicilo. In sostituzione riceve pasti a base di frutta. L'evacuazione si regola nuovamente. Dopo il congedo va in Ticino a fare delle cure di sole e di aria. Quando torna a casa ha l'intenzione di convincere anche sua moglie per una alimentazione senza carne.

«Allora un mio conoscente mise a mia disposizione la prima annata «La svolta». A quel punto soltanto capimmo, e soprattutto mia moglie capì i rapporti tra nutrizione e malattia. Ciò a cui nessun medico aveva saputo rispondere, lo trovammo in questi opuscoli. Il cambiamento secondo i libri «Cibi a base di frutta e legumi crudi», «Ricettario della svolta» e altri libri della serie «La svolta» ci portarono di anno in anno verso quell'ideale di vita normale a lungo cercata».

«Nel frattempo undici anni sono passati e in questo periodo non sono stato malato neppure per un'ora. Grazie infinite».

La storia della salute di quest'uomo non è soltanto interssante dal punto di vista medico, è anche un quadro dei nostri tempi. I medici di vecchio stampo hanno fallito chiaramente. Erano completamente ciechi davanti al «beri-beri europeo». Un naturista era al di sopra. Infine «La svolta» divenne indicatore. Si vede ora quanto sia necessaria l'istruzione pubblica?

6

Anche questa breve storia indica che è necessario istruire il pubblico.

Nel mio stu/dio entrano marito, moglie e due figli di due e cinque anni. L'uomo inizia subito:

«Sono insegnante in un paesino della Lünelburger Heide, questi sono mia moglie e i miei figli. Abbiamo risparmiato il denaro per venir qui a vederla. Ero malato cardiaco. Mia figlia di cinque anni soffriva di una diatesi linfatica. Qundo con delle creme l'eczema guarì venne l'asma. Fummo curati senza successo da medici e specialisti di Amburgo.

Andai poi da un medico nella vicina città il quale mi disse: ‹Anch'io ero gravemente malato, fui per diverse settimane alla clinica universitaria di K. Poiché ero troppo magro venni ingrassato. La mia situazione fu allora peggio di prima. Mi recai dunque alla clinica universitaria di B. Qui si disse che ero troppo grasso e mi si fece una cura dimagrante. Allora ero ancora più miserabile di prima. Ero disperato. Trovai a quel momento i libri di un medico svizzero. Si chiama Bircher-Benner. Ho ordinato conseguentemente la mia alimentazione e il mio modo di vivere secondo il suo insegnamento, guarii e da anni posso esercitare la mia pratica medica. Anche lei legga questi libri e ordini la sua vita secondo queste istruzioni›.

Lo feci e i miei dolori cardiaci scomparvero. Allora pensai: che la stessa alimentazione non possa giovare anche a mia figlia? Con una alimentazione vegetariana mia figlia è di anno in anno sana, soltanto quando fa un'eccezione alla dieta vi sono nuove tracce di eczema. Per questo noi tutti l'abbiamo voluta vedere e ringraziare».

La visita di quella famiglia fu per me indimenticabile.

Con tali esempi potrei riempire dei volumi. Dimostrando sempre il potere vittorioso di una vita ordinata e la differenza degli effetti tra una terapia scolastica e la terapia ordinativa. La prima si vuole scientifica. Ma non lo è: è empirismo, spesso empirismo selvaggio. La terapia ordinativa, sotto forma di terapia naturalistica, venne ritenuta ascientifica. Nell'idea della terapia ordinativa essa è ritenuta una vera scienza. Vi vedo la terapia del futuro e la via verso una maggiore salute, cosi come verso la profilassi.

Chiudo il mio rapporto personale sul futuro medico con alcune parole di quell'autore, da me molto stimato, il quale scrisse il libro «La visione del mondo del medico e il significato della malattia», del direttore della clinica universitaria di Riga, Prof. Dott. Martin Sihle:

> «Il libro della vita è il libro per eccellenza». «E' giunto il momento in cui il medico diventi realmente un osservatore spirituale».
>
> «Dopo due anni di duro cammino il pensiero medico è alle porte di una nuova èra. ‹La coscienza medica›, risvegliatasi per il cambiamento e la guarigione, batte sulle basi stabili della medicina».
>
> «Attualmente la medicina terapeutica è in fermentazione. E' chiaro ad ogni pensatore che la terapia si trova ancora in uno stato deprecabile. Manca l'unità nelle direttive del pensiero terapeutico. Colui il quale però non pensa conseguentemente in modo terapeutico, agisce in modo errato».

MAX OSKAR BIRCHER-BENNER

Un sunto biografico del Dr. Ralph Bircher

*22 agosto 1867 ad Aarau, † 24 gennaio 1939 a Zurigo. Medico, fondatore e dirigente della Clinica Bircher-Benner di Zurigo.

Frequentò il ginnasio di Aarau, poi le università di Zurigo *(Forel, Gaule)* e Berlino *(Rubner)*. Fin da piccolo desiderava diventare un medico. La sua amica di gioventù Sophie Haemmerli--Marti descrive il diciottenne maturando, dedicato a questioni di scienze naturali e filosofico-letterarie, come pianista *(Kaeslin-Schtiler,* concerti pubblici), capitano dei cadetti in Artiglieria, come una personalità estremamente diligente, impegnata e ostinata, dedita completamente alle proprie attività, con una forza di volontà inesauribile e un raro «fiuto per la verità», per la profondità dell'essere, avversa a ogni facile consolazione, che si distingue per il talento da educatore, abituata a dare ascolto alla propria coscienza senza compromessi e a ricevere consensi dagli altri.

Nel corso dei semestri di pratica ospedaliera, ebbe grande delusione dalla scienza medica di allora, che offriva molte conoscenze, ma che non dava risposte soddisfacenti alle domande per lui più importanti, ovvero come si ammala l'uomo e come si può preservare la salute. Fu colpito dall'ironia dei professori e dei rappresentanti del governo su *Forel* e *Gaule* perché non bevevano, personalità che lui vedeva invece come gli unici docenti davvero geniali, e fu colpito dalla brillante replica di *Forel* sulla «libertà dello spirito». Si dedicò all'astinenza in un periodo in cui questo comportava i peggiori svantaggi e diventò uno dei più noti oppositori all'alcol del Paese.

A 24 anni aprì un grande ambulatorio in un quartiere di operai a Zurigo, restituì il denaro preso in prestito per gli studi e formò una famiglia, che in breve tempo raggiunse il numero di 9 componenti, successivamente aumentati a 13 con i figli di una sorella deceduta in Russia.

Nel 1895 si accorse inaspettatamente dell'effetto terapeutico di un'alimentazione basata su vegetali crudi, la scoperta che lo rese maggiormente noto. Nei successivi cinque anni si dedicò con grande impegno a formulare ipotesi inconfutabili per il lavoro e la ricerca su questi effetti, studiò con attenzione la letteratura specializzata, viaggiò per sei mesi a Vienna (da *Winternitz),* Dresda (da *Lahmann),* Berlino (da *Rubner),* parlò delle proprie scoperte a un docente del Politecnico Federale in diversi incontri, fondò una piccola clinica privata (1897) e verso il 1900 pensò con *Entropia dell'energetica* di avere una spiegazione sufficiente.

Condivise le sue conoscenze ed esperienze con l'associazione dei medici di Zurigo, chiedendo aiuto e collaborazione ai colleghi nel verificare e approfondire i risultati, ma il presidente dell'associazione rispose asciutto: «Bircher ha abbandonato i confini della scienza».

Chiuso in se stesso, si dedicò completamente ai propri pazienti. La sua piccola clinica privata a Zurigo, sulle alture dello Zürichberg, crebbe rapidamente e attirò presto pazienti da ogni parte del mondo; perché le sue cure erano insolite ed efficaci, perché lui curava le cause, non i sintomi, mostrando così un coraggio straordinario. Nel 1914 la clinica contava 80 pazienti, 5 medici assistenti (tra cui *Alphons Maeder,* il noto psicoterapeuta) e un pedagogo.

Nel 1903 a Berlino fu pubblicata la sua prima opera, «Fondamenti della terapia nutrizionale su base energetica», nella quale descriveva la sua tesi su dietetica e nutrizione. La nostra alimentazione proviene in ultima analisi dall'energia del sole – un'idea che già Helmholtz aveva formulato. La teoria sulle vitamine lo ha confermato più tardi. La cura di molte patologie del metabolismo richiede non già l'applicazione di diverse diete parziali, ma l'adozione di un'alimentazione vegetariana non denaturata, che può essere la base di tutte le soluzioni dietetiche. Nel complesso si tratta di ripristinare l'ordine che è stato sconvolto nel malato «È la soluzione terapeutica naturale, la terapia causale, la *therapia magna*: io la chiamo la terapia regolatrice».

La sua dottrina puntava soprattutto alla prevenzione delle malattie della civilizzazione. La sua vita fu l'applicazione della sua dottrina. Era un esempio vivente per i pazienti. L'influsso psicologico che esercitava e le sue conoscenze e capacità psicoterapiche erano la seconda componente dell'efficacia del suo metodo.

Insegnava a inserire nell'alimentazione quotidiana un apporto elevato di frutta e verdura fresca e cruda e che l'uomo doveva orientare il proprio stile di vita alle leggi della vita per ottenere agilità, appagamento e resistenza.

Era stato con Forel che si era avvicinato alla psicoterapia, più tardi con *Freud, Adler, Stekel* e *Jung*. Attorno al 1900 disse: «Non esistono malattie che interessano soltanto l'anima, benché l'aspetto inganni. Corpo e anima sono sempre malati insieme, c'è sempre bisogno di ripristinare l'equilibrio sia del corpo che dell'anima». Aveva un'idea di medicina completa, disciplinata dalla scienza, al servizio della forza di autoguarigione del malato.

Durante la Prima Guerra Mondiale, quando vi fu un calo dell'attività lavorativa, si dedicò all'invenzione, alla revisione e all'approfondimento di quanto aveva appreso (basta dare un'occhiata alle righe e agli appunti nella sua vasta biblioteca!). Nel 1924 fondò la rivista mensile «La svolta», sul principio della volontà, dopo 25 anni di attesa. A questo punto, sebbene a malavoglia, dovette occuparsi direttamente dei malati. Lo fece con la maturità delle sue parole educative. Questi quaderni e i successivi libri (alcuni pubblicati in più lingue e in svariate edizioni) provocarono un riscontro tale che la medicina non potè ignorare i suoi insegnamenti. Dal 1929 iniziò a essere invitato a collaborare su libri specialistici e congressi.

Il grande internista viennese *von Noorden lo* cercò e congedandosi, disse: «Credevo di trovare un fanatico limitato e invece ho trovato un medico con conoscenze più approfondite e vaste della maggior parte dei miei colleghi!» Nel 1934 respinse una proposta di lavoro in Germania per poter conservare la propria indipendenza (nonostante le garanzie che gli erano state offerte).

Nel 1937 un'organizzazione britannica si rivolse al medico settantenne perché partecipasse alla campagna governativa per la salute della popolazione. Sir *Robert McCarrison,* nutrizionista di Oxford, descrisse le sue opere come uno dei più grandi servizi prestati all'umanità. Nel 1949 un manuale svizzero ufficiale per la dietetica e la nutrizione lo menzionò come un classico da cui la dietetica ha ricevuto impulsi decisivi. Nel 1937 *Kollath* e nel 1944 anche il premio Nobel *Schroedinger* confermarono la sua applicazione della tesi dell'entropia dell'energetica sulla vita e sull'alimentazione. – Nel 1937 un paziente riconoscente stanziò i fondi per una casa di cura, il Birchersches Volkssanatorium, anch'esso costruito sulle alture dello Zürichberg e sviluppato sulla sua linea. –

Per comprendere davvero le sue teorie, come sono state pubblicate, bisogna considerarne soprattutto lo scopo educativo per la popolazione. Aveva visto l'aumento vertiginoso delle malattie degenerative, che iniziò a inquietare il mondo soprattutto dopo la Seconda Guerra Mondiale, già quindici anni prima e non si stancò di dare avvertimenti. *Heupke* scrisse nel necrologio pubblicato sulla Rivista medica settimanale di Monaco di Baviera: «La vita di *Bircher-Benner* ha influenzato il pensiero della nostra generazione più di quanto pensiamo. I suoi scritti raccolgono un bagaglio ideologico di vera pienezza paracelsica e legame con la natura, riepilogato nel suo ultimo bel libro «Nascita di un nuovo medico». È il modo migliore per avvicinarsi a questa personalità grande e distinta, che guardava alle leggi della vita con una forza intuitiva rara nella storia della medicina, leggi i cui tratti si rispecchiano debolmente nella conoscenza scientifica». *Kollath* in Il mondo della medicina: «Da lui proveniva un incantesimo paragonabile solo all'effetto di un veggente: la sua voce sommessa, la sua comprensione profonda delle debolezze dell'uomo, anche dei suoi oppositori, il suo raffinato humor rendevano i momenti in sua presenza indimenticabili. Non parlava mai di cose inutili; anche la minima osservazione era in linea con il suo pensiero. Era medico per vocazione e sarà ricordato nella storia della medicina come uno dei più grandi».

BIBLIOGRAFIA

Dissertazione sul nuovo naevus pilosus. 1897. – Principi fondamentali della terapia nutrizionale basata sull'energetica; 4 edizioni, Berlino 1903–1925, anche in russo. – *Rivista mensile del punto di svolta nella vita e nel dolore,* dal 1923, Zurigo. – Alimentazione a base di frutta e verdura cruda; 40 edizioni in molte lingue, Zurigo. – Una nuova dottrina sulla nutrizione; 8 edizioni, Zurigo, 1924. – *Le malattie della nutrizione,* 2 tomi, dal 1927. – Il dolore dell'anima umana, 2 tomi, Zurigo dal 1927. – *Alimentazione terapeutica vegetale. Nuova clinica tedesca,* E.-Bandl, Berlino 1933. – *Come prevenire l'incurabile,* Zurigo 1934. – Curarsi con la dieta, Stoccarda 1934. – *Il senso di un'organizzazione terapeutica,* Stoccarda 1935. – *L'alimentazione dei bambini,* Zurigo 1935. – *L'essenza e l'organizzazione dell'energia della nutrizione,* Stoccarda 1936 (anche in francese e inglese). – Questioni di vita e di salute, Zurigo 1937. – *Nascita di un nuovo medico,* Dresda 1938. – *Le leggi regolatrici della vita (conferenze di Londra),* Zurigo 1938 (anche in inglese). – *Le malattie reumatiche,* Zurigo 1939. – *Dietetica dell'ulcera gastrica e del duodeno,* sulla rivista Periodico sull'alimentazione 5/6 (1935). – Il problema della dieta per l'ulcera, sul settimanale di medicina Rivista medica settimanale di Monaco di Baviera 3 (1935). – *Dieta e carie,* sulla Rivista svizzera di odontoiatria XLIV/5 (1934). – Biografie: Ralph Bircher: Max Bircher-Benner, vita e opere, Zürich-Bad Homburg 1959. – Max Bircher-Benner, una festa per il suo 70° compleanno, Zurigo 1937. Dorothea Kollenbach: *Maximilian Bircher-Benner* (1867–1939). Dottrina sulla malattia e la dietetica. Diss. Colonia 1974.

Proprio grazie all'integrazione della medicina tradizione con diagnosi e terapie regolative naturali è spesso possibile dare inizio a un percorso di guarigione anche laddove le terapie tradizionali hanno fallito.

Printed in Dunstable, United Kingdom

91223534R00094